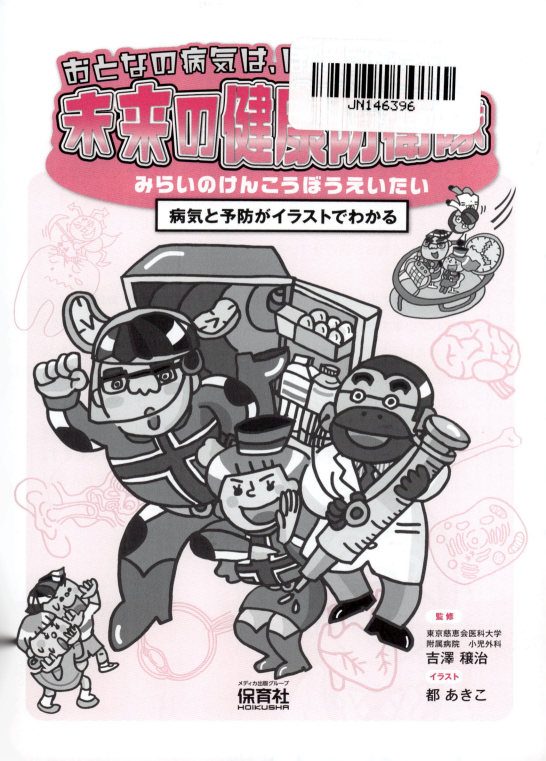

この本を読んでくださるみなさんへ

　みなさんは、「元気？」と聞かれたり、たずねたりすることがよくあると思います。なにげない言葉のやりとりですね。「元気」ということが、あたりまえのように感じますが、元気ということが、何者にも代えがたく大切なことであることは、体の調子が悪くなってはじめてわかることが多いのです。もちろん、元気とは、かぜひいたり、けがしたりしていないということだけではなく、楽しく毎日が過ごせているという「こころも元気」ということでもあります。

　では、あらためてみなさんに、おたずねします。「みなさんは、毎日楽しく元気に過ごしていますか？　そして、あなたの家族のみなさんも、元気ですか？」
　元気と言えば元気そうだけど、おじいさん・おばあさん・お母さん・お父さんが血圧やコレステロールが高いためにお薬をのんでいるという人がいたり、お薬は飲んでいないけれども、最近太ってきたとか、ひざや腰が痛いとか言っている人がいたりしませんか。人間は年を取れば、当然、体の働きがおとろえる老化が起こります。そして、病気になることも多くなってきます。
　なかには、がんの治りょうをがん張っているご家族がいるという人がいるかもしれません。

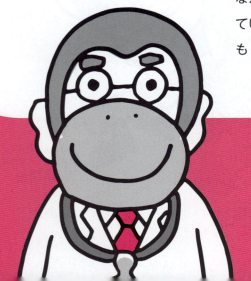

このような病気は、まず病気にならないように予防することが大切です。そして、病気の予防のためには、子どものころからの日ごろの生活習慣が重要であることがわかってきました。この本では、それぞれの病気の専門の先生方が、みなさんに気をつけてもらいたいことをわかりやすく解説しています。

　「三つ子のたましい百まで」ということわざがあります。子どものころに身についた習慣はなかなか変えられないものです。この本を読んで、いくつ自分に当てはまることがあるでしょうか？

　あなた方は、今、家族が病気でいなくなってしまったら、とても悲しい思いをすると思います。そして未来のあなたにもきっと、あなたのことを大切に思ってくれる家族がいることでしょう。あなたが、なにげなく過ごしている毎日の生活の積み重ねが、あなたの未来の家族の悲しみにならないように、さあ、今からできることが何かを考えてみましょう。

　未来の自分を作るのは、今のあなたです。

2018年6月

吉澤穰治（東京慈恵会医科大学附属病院　小児外科）

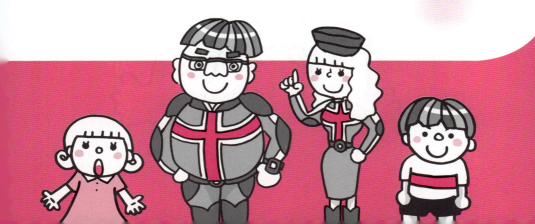

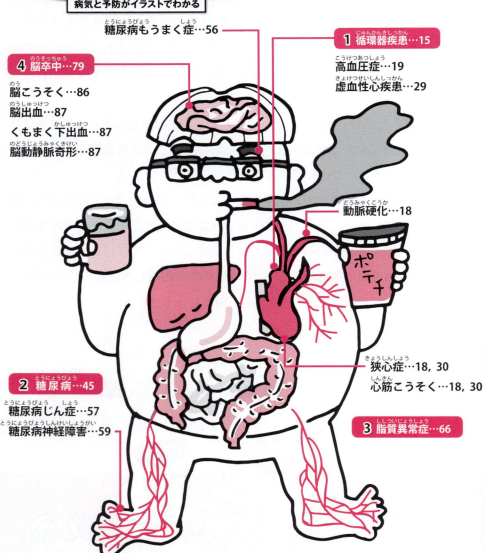

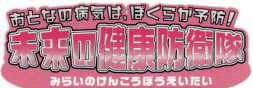

病気と予防がイラストでわかる

監修 東京慈恵会医科大学附属病院 小児外科
吉澤 穰治

イラスト 都 あきこ

糖尿病もうまく症…56

① 循環器疾患…15
　高血圧症…19
　虚血性心疾患…29

④ 脳卒中…79
　脳こうそく…86
　脳出血…87
　くもまく下出血…87
　脳動静脈奇形…87

動脈硬化…18

狭心症…18, 30
心筋こうそく…18, 30

② 糖尿病…45
　糖尿病じん症…57
　糖尿病神経障害…59

③ 脂質異常症…66

この本を読んでくださるみなさんへ…3
おもな登場人物…6　解説してくれる専門の先生たち…7
生活が関係するいろいろな病気…8　ここは「メディカ健診センター」…10
参考にした本や資料…240

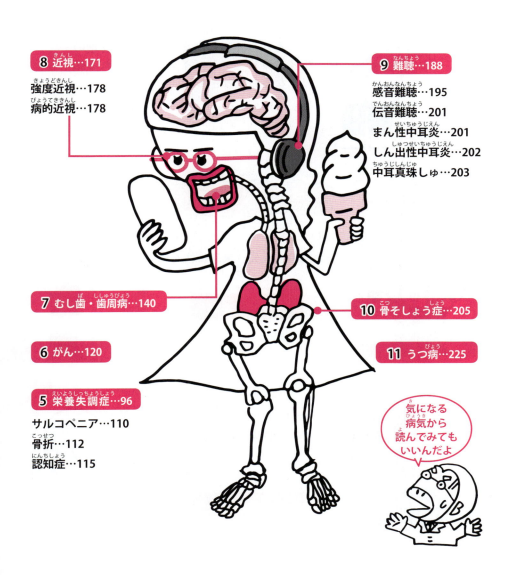

8 近視…171
強度近視…178
病的近視…178

9 難聴…188
感音難聴…195
伝音難聴…201
まん性中耳炎…201
しん出性中耳炎…202
中耳真珠しゅ…203

7 むし歯・歯周病…140

10 骨そしょう症…205

6 がん…120

11 うつ病…225

5 栄養失調症…96
サルコペニア…110
骨折…112
認知症…115

気になる病気から読んでみてもいいんだよ

おもな登場人物

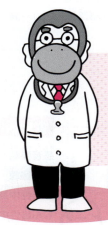

ドクター・ウダちゃん

オレオとミーコのかかりつけ医。日ごろからオレオとミーコの健康管理の相談に乗り、アドバイスをしてくれる頼りになるお医者さん。

未来の健康防衛隊

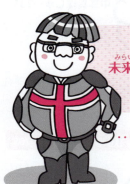

未来之オレオ(38歳) **未来之ミーコ(36歳)**

このお話の主人公。未来に住んでいる。

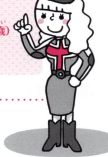

未来では夫婦

現在小学生のオレオとミーコ。おとなり同士に住んでいる。実は、将来結婚する二人なのだ。

オレオ(小5) **ミーコ(小3)**

おとなり同士

> この本でいろいろな病気の仕組みや予防法を解説してくれる専門の先生たち

監修

吉澤穣治（よしざわ・じょうじ）
東京慈恵会医科大学附属病院 小児外科

本文解説（50音順敬称略）

太田百合子（おおた・ゆりこ）
東洋大学 ライフデザイン学部生活支援学科・管理栄養士

小曽根基裕（おぞね・もとひろ）
東京慈恵会医科大学附属病院 精神科

亀山　洋（かめやま・ひろし）
東京慈恵会医科大学附属病院 精神科

川井　真（かわい・まこと）
東京慈恵会医科大学附属病院 循環器内科

坪田一男（つぼた・かずお）
慶應義塾大学病院 眼科

鳥居秀成（とりい・ひでまさ）
慶應義塾大学病院 眼科

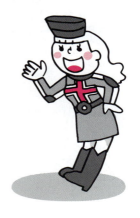

西村理明（にしむら・りめい）
東京慈恵会医科大学附属病院 糖尿病・代謝・内分泌内科

橋本洋一郎（はしもと・よういちろう）
熊本市立熊本市民病院 神経内科・リハビリテーション科

前田和洋（まえだ・かずひろ）
東京慈恵会医科大学附属病院 整形外科

眞木吉信（まき・よしのぶ）
東京歯科大学 衛生学講座／
（公財）ライオン歯科衛生研究所 東京デンタルクリニック

山崎ももこ（やまざき・ももこ）
東京慈恵会医科大学附属病院 耳鼻咽喉科

吉澤穣治（よしざわ・じょうじ）
東京慈恵会医科大学附属病院 小児外科

四倉絵里沙（よつくら・えりさ）
慶應義塾大学病院 眼科

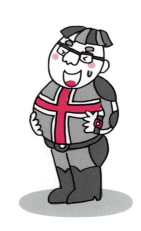

イラスト
都あきこ（みやこ・あきこ）

こんな習慣が✕ 生活が関係する いろいろな病気

運動不足

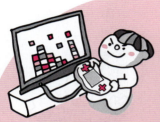

狭心症…18, 30
虚血性心疾患…29
高血圧症…19
脂質異常症…66
糖尿病…45
脳卒中…79

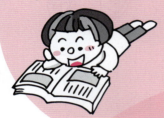

栄養失調症…96
がん…120
骨そしょう症…205
骨折…112
サルコペニア…110
心筋こうそく…18, 30
認知症…115
不妊症…98
むし歯…140

不規則な生活リズム

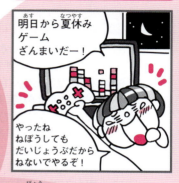

うつ病…225

かたよった食事・間食

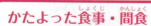
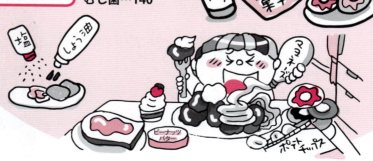

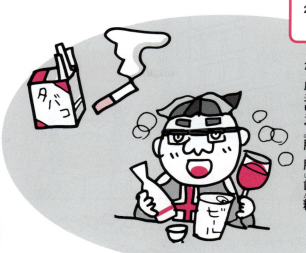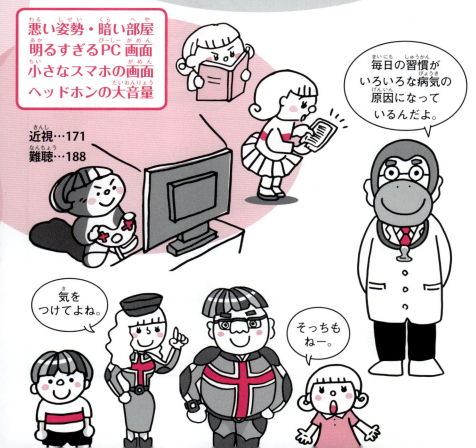

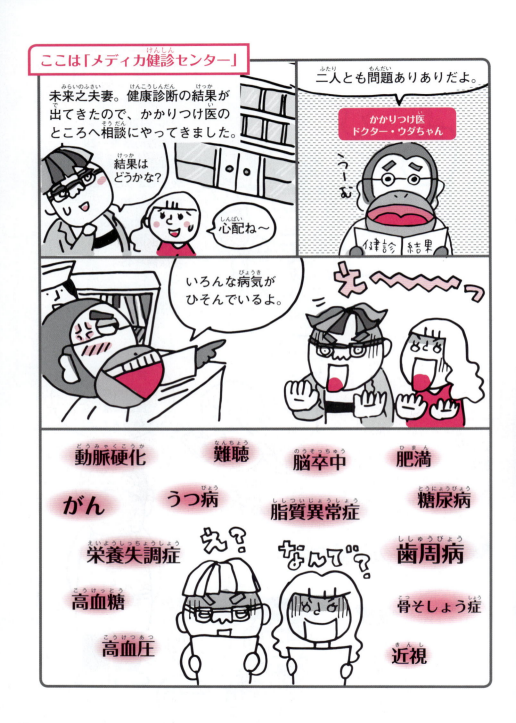

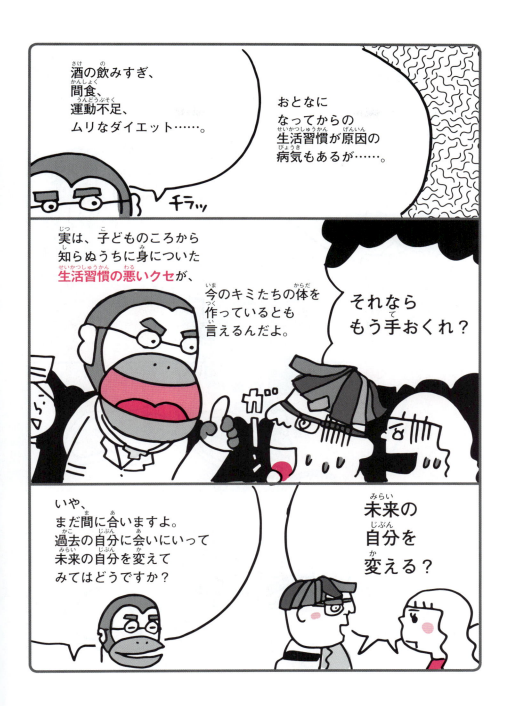

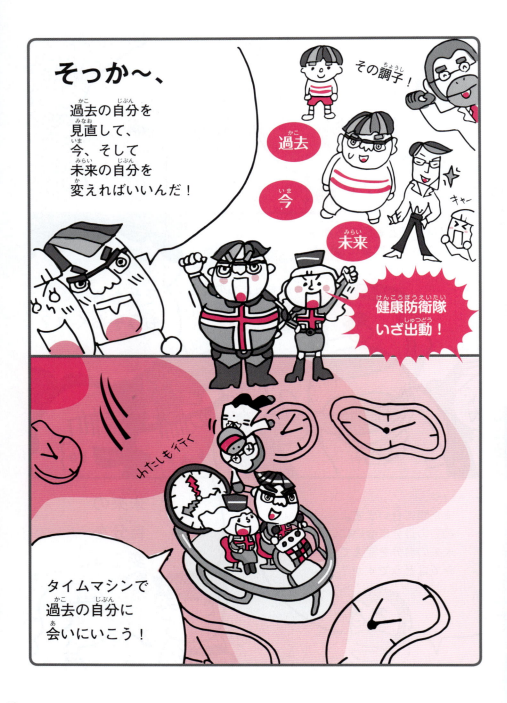

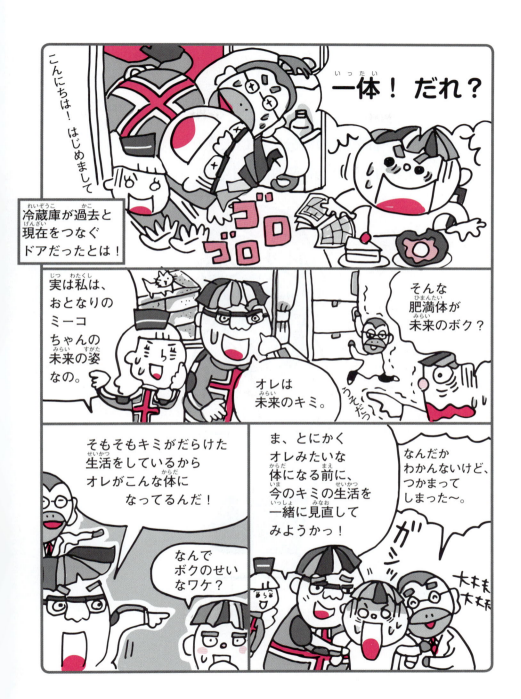

——ということで、
自分の「今」を変えたくて、
「過去」の自分に会いにきた。
「今の自分」が「未来の自分」を作っている。

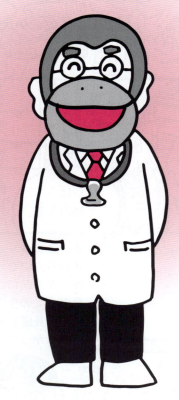

さあ、続きを見てみよう。

1 循環器疾患 じゅんかんきしっかん

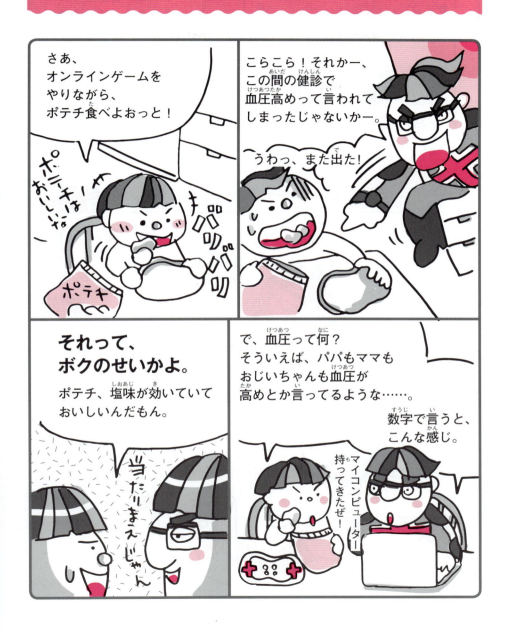

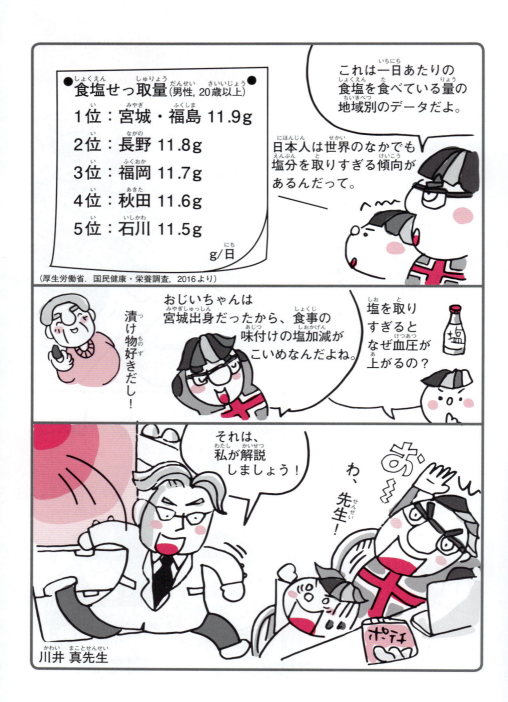

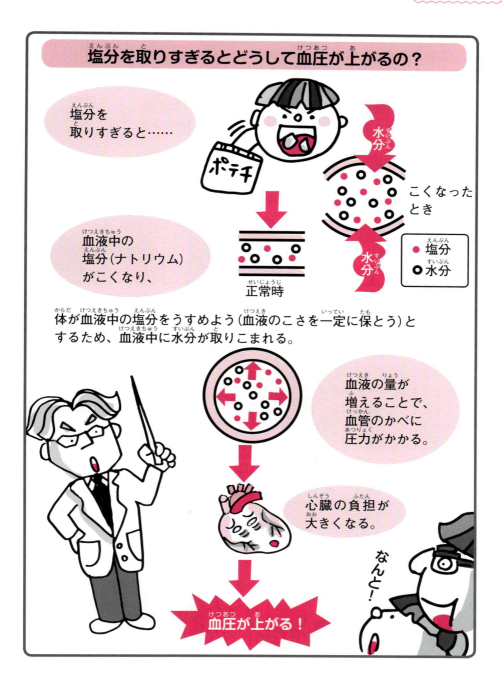

この状態がずっと続くと、高い血圧にたえようとしてますます血管のかべが厚くなってくるんだ。
それが、動脈硬化だよ。
血管が硬く厚くなるとますます血圧が高くなるってわけ。

動脈硬化

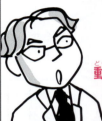

血管
厚く硬くなる

風船と同じだ！古くて硬い風船は、力を入れないとふくらまないけど、新しいやわらかい風船は、らくにふくらむよ。

動脈硬化が起きると、動脈のかべが厚くなり血液が流れる血管の直径が狭くなります。そうすると血液が流れにくくなり、運動のときなど心臓が一生けん命働こうとして、胸が苦しくなります。これが狭心症という病気です。

狭心症

血管がつまってしまったときには、つまった場所から先の心臓の筋肉は、くさって死んでしまいます。これを、筋肉や組織がえ死すると言いますが、心臓の筋肉がえ死する病気が心筋こうそくです。

心筋こうそく

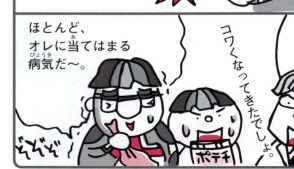

ほとんど、オレに当てはまる病気だ〜。

コワくなってきたでしょ。

では、心臓や血管が原因で病気になる仕組みをくわしく解説しましょう！

1 循環器疾患

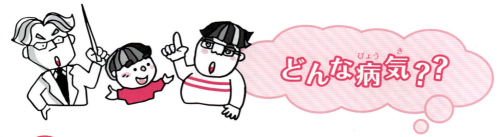

どんな病気？？

1. 高血圧症とは、どんな病気？

■1 血液・血管と心臓の役割

　人間の体には血管が張りめぐらされており、血液という体液が酸素や栄養を体のすみずみに届けるために血管の中を流れています。この血液は、体に栄養を与えるのと交かんに、体じゅうでできるいらなくなった物質も運ぶ役目を持っています。みなさんの体の栄養になる、栄養素（タンパク質、糖質、脂質、ビタミン）は、口から食べた物が消化され、腸から吸収されることで体じゅうに運ばれます。また、息を吸うと空気にふくまれる酸素が肺に取りこまれ、そこでとても細い血管の中を流れる血液に酸素がとけこみ、体じゅうから集められた二酸化炭素と交かんされます。酸素がとけこんだ血液は体じゅうに送られ、体じゅうで作られてしまった二酸化炭素は血液にとけこみ、肺にもどってきます。そこで二酸化炭素は血液から肺に移動して、多くの二酸化炭素をふくんだ空気は気管支を通って息として体の外に出されています。

　この血液の流れを保ち続けている重要なポンプが、止まることを許されない心臓なのです。また、このポンプである心臓が、血液を体じゅうに行きわたらせて酸素や栄養を運びます。体のいろいろな部分で使われ

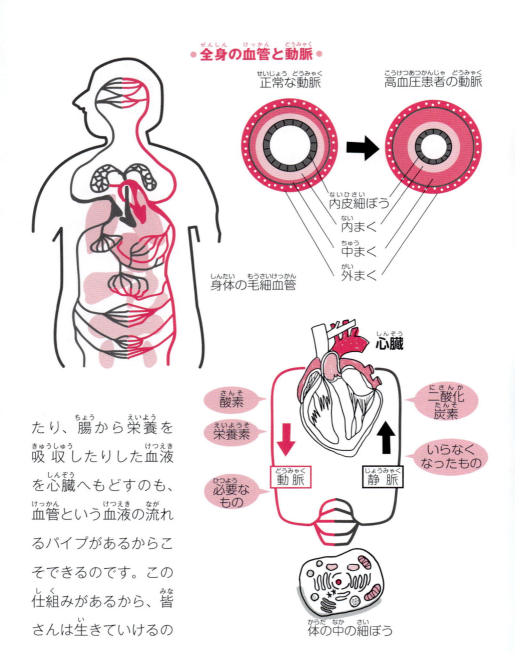

● 全身の血管と動脈 ●

正常な動脈 → 高血圧患者の動脈

内皮細ぼう
内まく
中まく
外まく

身体の毛細血管

心臓

酸素
栄養素
必要なもの
動脈

二酸化炭素
いらなくなったもの
静脈

体の中の細ぼう

たり、腸から栄養を吸収したりした血液を心臓へもどすのも、血管という血液の流れるパイプがあるからこそできるのです。この仕組みがあるから、皆さんは生きていけるの

です。酸素や栄養素を、血流にのせて運ぶことで体のいろいろなところの筋肉を動かしたり、脳で考えたり、活動するためのエネルギーを作り出しています。これらの働きがあるから、みなさんは手足を動かし、見たり聞いたり話したり、走ったり、考えたり、遊んだりすることができるのです。

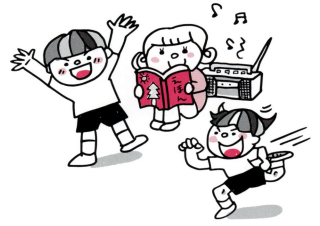

2 高血圧症（血圧が異常に高くなってしまう病気）

血液を勢いよく体のすみずみまで行きわたらせるためには、血液の勢いが必要です。このためには、しっかりとのび縮みするポンプである心臓と、勢いのある血液の流れを受け止める血管と、その流れを保つために起こる血圧が大切です。血圧に関して考えてみましょう。

①なぜ、血圧が起こるの？～血管との連けい

ポンプとしての心臓から送り出された血液は、血管という体じゅうに張りめぐらされた管を通って、体のすみずみに送られています。この体

じゅうに血液を送る管は、心臓のスタート地点では直径2〜3cmもの太さですが、だんだんと枝分かれして細くなり、最後は毛細血管という直径わずか200分の1から50分の1mmの細い血管になり、体じゅうの至る所に張りめぐらされています。体の中のすべての血管の長さを合計すると、9万〜10万kmになるとも言われ、地球を赤道にそって2周半できるくらいの長さがあります。

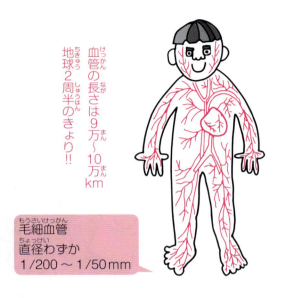

血管の長さは9万〜10万km 地球2周半のきょり!!

毛細血管
直径わずか
1/200〜1/50mm

心臓がこのすべての血管に血液を送るためにはある程度の勢い(圧力)が必要になります。この圧力を受け止めているのが血管で、受け止めた圧力を体のすみずみまで保ちながら血液を送る必要があります。しかし、血管はだんだん細く枝分かれして最後には目には見えないくらいのあみ目状の毛細血管になるため、余りにも圧力が高いままですと細い毛細血管は圧力に負けて破れて出血してしまいます。このため、血管のはしのほうに行くにつれてだんだんと圧力が下がっていく仕組みになっています。この圧力こそが血圧です。この血圧は、心臓が送り出す圧力と同時に、その送り出された血液を受け取る血管のかべの硬さによって

変化します。血管のかべが硬くなることを「動脈硬化」と言います。血管が硬くなると、心臓はさらに高い圧力で血液を送り出すことになります。この圧力が高まった状態で血圧を測ると、高い値になってしまいます。数値によっては「高血圧症」という、病気の状態と判断されることになります。

日本は年齢の高い人の割合が多い高齢化社会に突入しました。このえいきょうもあり、高血圧症が疑われる人数も当然多く、おとなの3分の1～4分の1の人が高血圧症と言われるほど、身近な病気なのです。

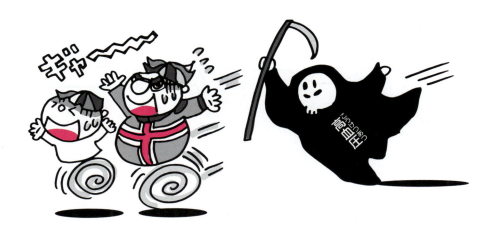

②収縮期血圧と拡張期血圧

血圧はひじから上(上わん)の動脈血管で血圧計によって測りますが、高い値と低い値が測定できます。高い血圧は心臓がしぼんで(収縮)血液を動脈に送り出したしゅん間の圧力であり、低い血圧は心臓がしぼみお

わって次のしぼみに備えるため血液を左心室にためこんでいるときの圧力です。それぞれの数値を「収縮期血圧（最高血圧）」、「拡張期血圧（最低血圧）」と言います。これらの血圧のうち収縮期血圧が140mmHgを、または拡張期血圧が90mmHgを超えたときには、両方とももしくは片方だけでも高血圧症と診断します。

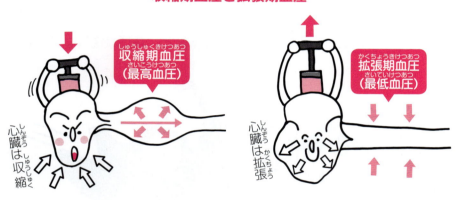

収縮期血圧と拡張期血圧

豆知識　mmHg

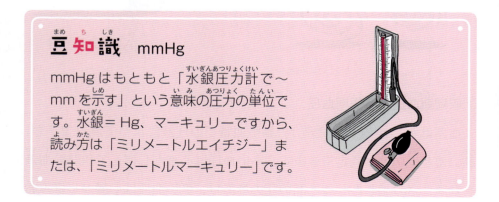

mmHgはもともと「水銀圧力計で〜mmを示す」という意味の圧力の単位です。水銀＝Hg、マーキュリーですから、読み方は「ミリメートルエイチジー」または、「ミリメートルマーキュリー」です。

3 血圧上昇の理由は？～高血圧症の原因

高血圧症の原因は完全にはわかっていません。しかし、世界的にみても日本人は、かなりの多くの人の血圧が上昇しており、実際、高血圧症になっている人は多いと考えられています。高血圧症は、日ごろの生活ぶりが原因でなる病気（生活習慣病）の代表例です。そのような名前が付いているように、毎日の生活が病気に強く関連します。なかには、何かほかの病気があってそのせいで血圧が高くなることもありますが、ここでお話しする高血圧は、ほかに何も原因となる病気がない場合の高血圧症であり「本態性（原因のわからない）高血圧症」と言います。です

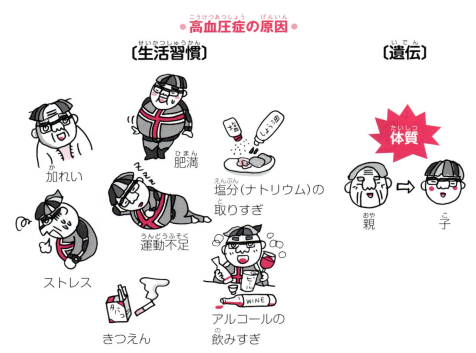

●高血圧症の原因●

〔生活習慣〕　　〔遺伝〕

加れい　肥満　塩分（ナトリウム）の取りすぎ　ストレス　運動不足　きつえん　アルコールの飲みすぎ

体質　親 → 子

ので、子どものころからの習慣が原因となる可能性が高い病気です。

　もちろん、お父さんやお母さんから受けついだ生まれつきの体の性質（遺伝）のせいで、普通に生活していても血圧が高くなりやすい人もいます。しかしながら、多くの人は生まれてからおとなになるまで、さらにはおとなになってからの生活の質によって、血圧が上がってしまうことが事実をもとに証明されています。

　これらの原因は重なれば重なるほど、将来に高血圧症となる可能性が高くなるのです。これらは皆さんにも起こる可能性のある生活習慣病です。栄養バランスが取れた三度の食事をしっかりとせずに、塩味の強いおかしをたくさん食べておなかいっぱいになってしまうなど、思い当たることはありませんか？

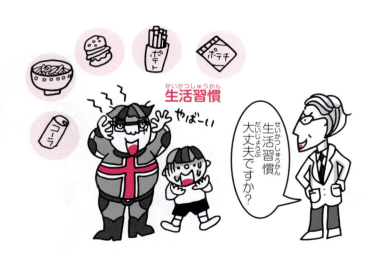

4 高血圧症の症状〜サイレントキラー

　おそろしいことに、高血圧症そのものは痛いとか苦しいとかの症状が、ほとんどなく進行します。明らかに病気とわかる症状が出現したときに多いのは、脳内の出血（脳出血）やいろいろな場所で血管にふくらみができてそこからの出血（動脈りゅう破れつ）などです。これらは、いったん起きてしまうと死んでしまうかもしれない病気ですが、突然に現れます。静かに進行するので『サイレントキラー（静かな殺し屋）』という悪魔のような名前が付いています。また、このような症状が出なくても、心臓に血圧の負担がかかり、ポンプとしてのび縮みしている左心室のかべが厚くなったり、全身に張りめぐらされた血管自体も、高い血圧によってかべが傷つき、動脈硬化をますます悪くさせたり、血液をきれいにろ過

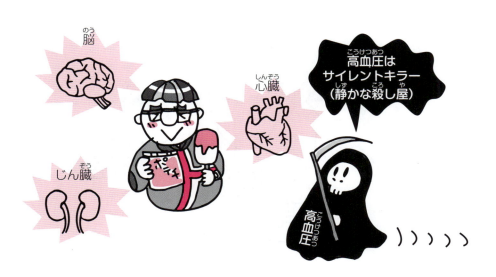

しておしっこを作っているじん臓をこわしたりと、重要な臓器に悪えいきょうをおよぼす可能性があります。この血管が傷んでしまう動脈硬化という現象は、血圧の上昇（高血圧症）によっても起こりますし、後で出てくる血液の中に余分な脂質が多くなる脂質異常症や糖尿病によっても、血管の傷み具合はさらに悪化することになります。高血圧症に糖尿病（p. 45）や脂質異常症（p. 66）が一緒に起こることもよくあります。このような人は、心筋こうそくや脳やじん臓の病気も起こしやすい危険な状態なのです。このような病気にならないためにも、子ども時代からの理想的な食生活や運動、良いねむりが重要となります。スマホやゲーム機でばかり時間を過ごし、運動もせず食事はおかしでおなかいっぱいにして、夜おそくまでスマホの画面と向かい合っているような生活はいち早くやめるべきです。

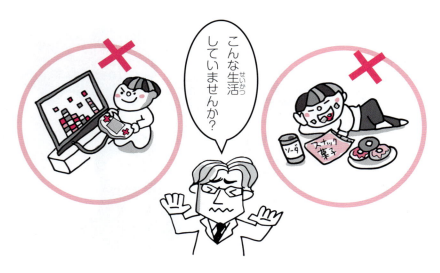

② 虚血性心疾患とは、どんな病気？
〜血液の流れが悪いせいで心臓が働かなくなる病気

1 心臓の働き〜止まることを許されない臓器

　　血管の病気と同じように、血管が硬くなる動脈硬化で起こる病気があります。いきなりおそってくる胸の苦しさやしめつけられるような胸の痛み、このような症状が前ぶれもなく出現する病気です。すぐ適切に治りょうできないと、心臓が止まってしまう、つまり死んでしまうかもしれない大変におそろしい病気なのです。心臓は、みなさんの体じゅうに栄養のある血液を送り、要らなくなったものをふくんだ血液を集めて、肺やかん臓やじん臓できれいにするために血液の流れを作っています。心臓は、いわば血液を送り出して集めるポンプです。このポンプには、ふくろ状になっている左心室と右心室があります。さらに肺から酸素を多くふくんでもどってきた血液を受け取る左心房と、体じゅうを流れて二酸化炭素を多くふくんだ静脈血を受け取る右心房という4つの部屋があります。主なポンプである左心室は、厚く強い心臓の筋肉のかべでできており、この筋肉のかべで囲まれたふくろがしぼむことで、血液（動脈血）を体じゅうに勢いよく送り出しています。反対側の右心室も同じようなふくろ状の形をしており、体じゅうからもどってきた二酸化炭素を多くふくんだ静脈血を、肺で二酸化炭素と酸素を交換するために送る働きがあります。

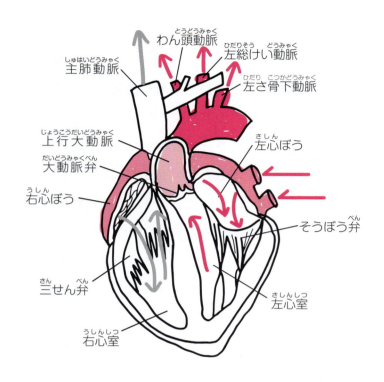

2 虚血性心疾患ってなぁに？〜おそろしい病気、狭心症や心筋こうそく

　これらのポンプとしての心臓が正常に働けるように、心臓そのものに栄養を行きわたらせる必要があります。心臓は1日におよそ10万回ものび縮みして血液を体じゅうに送っていますが、このいそがしく休むことなく働き続ける心臓に栄養を送っているのが、心臓の周りを回っている冠動脈という直径2〜4mmくらいのチューブのような血管です。虚血性心疾患は、この冠動脈の血管の中を流れる血液が何らかの原因で流れにくくなったり、つまってしまったりしたときに起こる病気です。

冠動脈の血管のかべに、いろいろな原因で動脈硬化という変化が起きると、動脈のかべが厚くなり血液が流れるスペースが狭くなります。そうすると血液が流れにくくなります。そうなると、激しい運動をして心臓が一生けん命働こうとしたときに、胸が苦しくなります。これが狭心症という病気です。

不幸にも冠動脈がつまってしまったときには、つまった場所から先の心臓の筋肉は、栄養素や酸素が届かなくなります。大急ぎでつまりを取

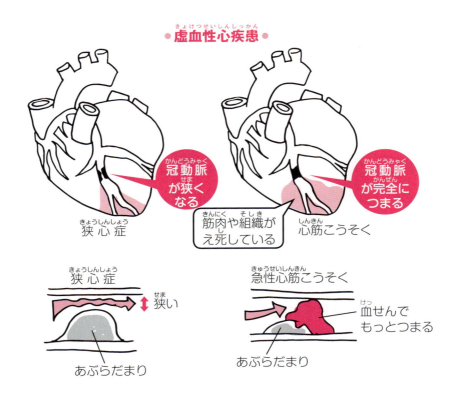

り除かないと、心臓の筋肉がくさって死んでしまいます。これを、筋肉や組織がえ死すると言いますが、心臓の筋肉がえ死する病気を心筋こうそくと言います。冠動脈がつまって心臓の筋肉がえ死すると、その部分は二度と元にはもどりません。え死した範囲があまり広くなければ、ほかの部分の筋肉が代わりに一生けん命働くことで、心臓のポンプとしての働きを保つことは可能です。

　これに対して、心臓の筋肉に栄養を送る血管が細くなって、つまってはいないけれど栄養が十分に送られていない病気を狭心症と言います。狭心症では心臓の筋肉はえ死していません。胸が苦しかったり痛かったりと、強い症状が出ますので急いで病院で治りょうしてもらえれば、また元気だったころのように心臓の筋肉の状態を救うことができます。でも、心筋こうそくになってしまうと筋肉はくさってえ死してしまうので、万が一そこから心臓のふくろ（心室）が破れると、大出血してしまい、命を救うことはできません。なかにはくさった筋肉が自然に硬いせんい組織という、しぼむことができないかべとして置きかわることもあり、そうなればポンプとしての力は少なくなりますが、ほかの元気な筋肉ががん張ることで何とか生きていくことはできます。

3 動脈硬化とは？〜ドロドロ血液が引き起こす

　心臓の筋肉に栄養を送っている血管のチューブの中が、狭くなり流れる血液の量が少なくなる原因は、冠動脈の動脈硬化による変化と書きました。動脈は、もともとは大変しなやかなだん力がある血管です。しか

1 循環器疾患

し、そのかべが硬くなってしまう状態を動脈硬化と言います。年を取ること(加れい・老化)でも血管の筋肉が、硬いせんいのようなものになってしまうため血管のかべは厚くなり硬くなります。また、血液中の脂質(あぶら分、特に悪玉コレステロール)が多いと、その余った脂質が血管のかべにもぐり込み、血管のかべの中に"あぶらだまり"(プラーク)を作ってしまい、その分血管のかべが厚くなり血液が流れるチューブの中が狭くなります。この"あぶらだまり"(プラーク)は、ドロドロしたあぶらが血管のかべの中にたまり、ふくらんだものです。"あぶらだまり"は本来あってはならないものなので、そうじしようと体の中の仕組みが働きます。白血球の仲間のマクロファージというそうじを受け持っている血球が、血管のかべの中にかけつけて"あぶらだまり"を自分の細ぼうの中に取りこんで、取り除こうとします。しかし、マクロファージはゴミとなるあぶらを血球の中に取りこみすぎて、動けなくなりその場にとどまり集まりはじめてしまいます。このマクロファージは仲間を呼ぶための信号を出すため、どんどんと仲間のマクロファージが集まります。この中心部ではあぶらをたくさんたくわえたマクロファージが、ほうまつ細ぼうという細ぼうに変化します。いわばよごれたあぶらのかたまりが作られてしまうのです。このよごれた"あぶらのかたまり"の周りの血管のかべは、悪玉コレステロールやマクロファージが入りこんでもろくなっているため、わずかなしげきで破れてしまうことがあります。破れると言っても血管の外側のかべは、もともととても硬くじょうぶにでき

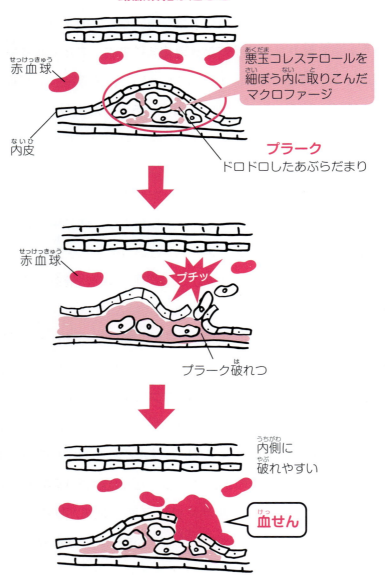

ています。そこでよごれたあぶらは、破れやすい血管の内側のかべから血液が流れているチューブの内側の空間に流れ出します。本来なら血液の中にないよごれたあぶらが突然流れ出すので、ここでも体を守る働きが作動してあぶらが流れ出た部分にふたをつくってふさごうとします。これは血せんという血液のかたまりです。この血せんのために、前ぶれもなく血管（動脈）が詰まってしまうことがあるのです。これが心臓の筋肉に必要な酸素や栄養成分が突然に行きわたらなくなるおそろしい病気、心筋こうそくなのです。

4 動脈硬化が起こりやすい状態とは？〜子どものころから気を付けましょう！

　これらの狭心症や心筋こうそくは、冠動脈の動脈硬化が原因になることが多く、この動脈硬化が悪くなりやすい状況がわかっています。次のようなことなどがあると、動脈硬化が進み悪くなりやすいと証明されています。

　これらのことは、一つだけではなくいくつも同時に起こっていることが多く、さらに危険な状態となります。また、どれかの状況に当てはまってしまう場合には、ほかの危険な状況が増えないように、日ごろからより気をつけなければなりません。このおそろしい病気が起こらないようにするためには、何をすればよいかを考えてみましょう。これは、皆さんのような子どものときからおとなになるまでに、どのような生活をしてきたか、どのように毎日を過ごしてきたか、が強く関係します。

●動脈硬化が起こりやすい状態とは？●

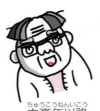
中高年以降
（45〜64歳から上）

男性であること

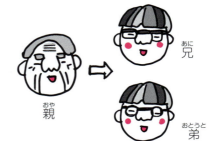
兄
親
弟
血のつながった親兄弟に同じ病気が起きていること（家族歴あり）

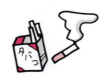
たばこを吸っていること（きつえん）

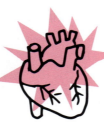
血圧が高いこと
（高血圧症）

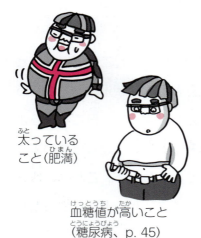
太っていること（肥満）
血糖値が高いこと
（糖尿病、p. 45）

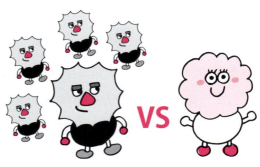
悪玉(LDL)コレステロールが高いことや
善玉(HDL)コレステロールが低いこと
（脂質異常症、p. 66）

1 循環器疾患

①生活習慣その1　食事は重要！〜毎日、何を食べているの？

【カロリーの量】

　まずは、食事のカロリー（エネルギー）量です。食べすぎはいけません。年れいごとに1日に必要なカロリー（エネルギー）量は、おおむね決まっています。ですので、1日に使うカロリー量以上に食べ続ければ、使われず余ったカロリー分のエネルギーは、糖や脂ぼうとして血液中をさまよいます。それらは使われないために、それ自体が血液中で血管などに悪いえいきょうを与えて動脈硬化を悪化させ、脂ぼうとして皮ふの下や腸管の間やかん臓の中にためこまれてしまいます。ですから、食べすぎて肥満になるのは良くないことなのです。

【塩分】

　同時に食事の内容も重要です。塩からいものばかり食べると塩分の取りすぎになり、血圧上昇につながります(p. 17)。塩分を取りすぎると塩分でこくなった血液を水分でうすめようとするために、血液全体の量が増えてしまい血圧の上昇につながります。事実、塩分を取る習慣のないアフリカの国などで

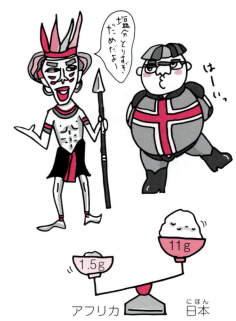

は、高血圧の病気が少ないと考えられています。人間は、1日1.5ｇの食塩を取れば生きていけるとされていますが、日本人は現実的には何と10倍以上の1日平均約11ｇもの食塩を食べています。高血圧症と言われたら、食塩のせっ取はせめて1日6ｇ未満にするようにすすめています。

【食物せんい】

　食物せんいが少ない食事も問題です。食物せんいは不要なカロリーの吸収をおさえてくれるので、食べすぎる場合には先に野菜をたくさん食べることも効き目があります。脂ぼうが多くあぶらっこいこってりした食事は、カロリーが高くエネルギーが余る可能性が増えます。特におかしばかりを食べると、おかしに含まれる糖と脂ぼうが多いため、栄養がかたよってしまいます。体重が増えすぎてしまい肥満という状態になると、体をめぐる血液の量も増えるため心臓への負担も増加します。これらの状況を少しでもなくすためには、また、エネルギーがより使われて、血液の中の糖やあぶらをなるべく少なくするためには、食事の調節と運動が最も効果的です。

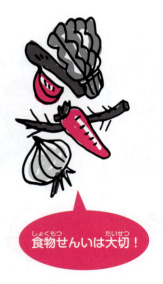

食物せんいは大切！

②生活習慣その２　体をよく動かしましょう！〜スマホやゲーム機からの脱出

【運動】

　運動といっても、サッカーや野球、水泳などのスポーツばかりとは限りません。鬼ごっこのように走ったりすることの多い遊びも、十分に運動になります。重要なことは、たとえば20分〜30分程度でも体を動かし続けることです。おとながよく一万歩歩いたとか、ジョギングを30分おこなっているとか言っているのを耳にしたことはないでしょうか？これらの運動も、一定時間続けておこなうことが重要で、しかも毎日続けられることが非常に効果的です。なぜなら、体の中で手足と体に付いている筋肉は、エネルギーを消費して、食べてしまった必要以上に多いカロリーを消費する最大の場所なのです。だからこそ、余分なカロリーがためこまれてあぶらになって体にこびりつかないようにするためには、これらの筋肉が十分のび縮みして活やくさせることが必要なのです。じつは、エネルギーの消費は筋肉ばかりではあ

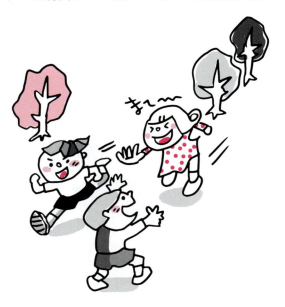

りません。皆さんが考えたり、感じたり、行動するために判断している脳も、多くのエネルギーを消費します。しかも、脳が使えるエネルギーは、砂糖の仲間のグルコースというブドウ糖だけなのです。おとなの男性では、1日約120gものグルコース（ブドウ糖）が必要と言われていますが、食べ物として吸収されるグル

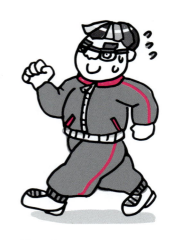

コースばかりに頼ってはいられません。もし、何も食べずにグルコースが吸収されなかった場合も、血液の中に含まれるグルコースの量が少なくなってくると（低血糖）、かん臓が自分自身にためこんだグリコーゲンという物質からグルコースを作って、脳にエネルギーを送り続けます。さらに、ためこんだグリコーゲンの量も少なくなってくると、今後は脂ぼうからケトンという物質を作って脳に送り、グルコースの代わりにしようと働きます。このような状況は決して良い状態ではないので、あくまでも非常事態にのみこのような仕組みは働きます。

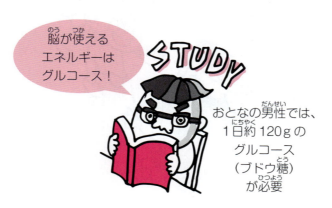

脳が使えるエネルギーはグルコース！

おとなの男性では、1日約120gのグルコース（ブドウ糖）が必要

1 循環器疾患

【ストレス】

　大勢の人前で話したり、しかられたりしているときには胸がドキドキすると思いますが、このような状態が続くことは良い状態とは言えません。きん張状態といって心臓をしげきして血管をしぼませて、結果として血圧が上昇した状態になります。少しくらいのきん張は良いしげきになりますが、長い間ずっとしげきが加わり続けるとやはり高血圧症になってしまうおそれがあります。おとなの世界では、このような状況を「ストレスがかかった状態」と言います。ストレスは数値で測ることができず、人それぞれ感じ方が違うので、受けるストレスの強さも変わってきます。だからこそ、どれくらいのストレスがあるのか、いろいろな質問などを使って強さを測ろうと試みています。つねにきん張状態が続くと夜にねむれなくなったり、朝起きられなくなったり、いつも何か

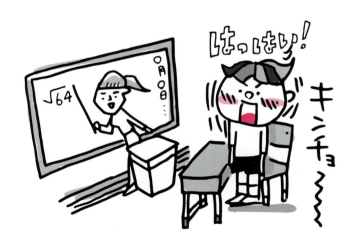

心配で仕方なくなったりします。このように心がつかれてしまう状態になると大変です。毎日夜おそくまで、ゲーム機で遊び続けても、同じような状態になってしまいやすく生活リズムが乱れてしまいます。時には体を思いっきり動かして運動することで、ストレスの解消につながりきん張状態の調節ができるようになります。

③生活習慣その3　たばことお酒の害〜できれば吸わない飲まない

【たばこ】

　皆さんにはまだ関係がないと思いますが、たばこは特に悪いえいきょうが強いです。たばこのけむりには、血管を縮ませる作用のある物質や多くの有害な化学物質が含まれています。肺から息と共に吸いこまれたたばこの成分は、血液にとけこみ体じゅうにばらまかれます。特にその通り道である血管のかべを傷つけて、動脈硬化を悪化させていろいろな病気のもとを作ってしまいます。最近発売された電子たばこのえいきょうについては、まだよくわかっていません。

【アルコール(お酒)】

　同様にアルコールも、少量ならば血液の流れを良くして、血圧を低下させ良い働きもあるようです。しかしながら、飲みすぎるとかん臓での分解作業が増えて負担となります。さらに分解されるとちゅうで、アルデヒドといって人体には害がある物質ができてしまいます。飲みすぎた状態を"二日酔い"と言いますが、このアルデヒドが血液の中に増えるために、気持ち悪くなったり頭痛がしたりするのです。この物質も血管を

1 循環器疾患

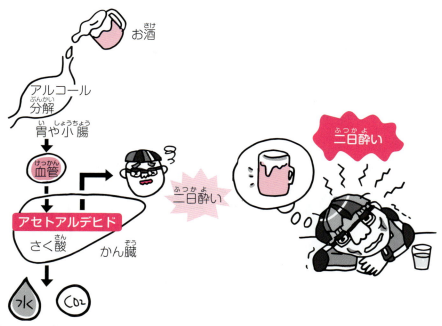

傷める可能性があります。また、アルコール自体は糖質という砂糖の仲間です。吸収された余分な糖分は脂ぼう（中性脂ぼう）としてためこまれますので肥満の原因にもなります。

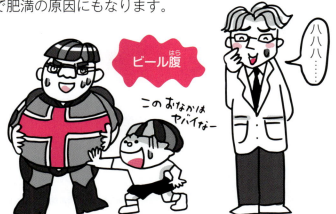

④生活習慣その4　よくねむること

　最後に、一番重要なことは、よくねむることです。ねむる時間は8時間を取り、ぐっすり休むこと。ねむりは体のつかれを回復し、脳を休め、体の中のリズムを整えてくれます。よく休み、よく動き、程よく食べるのが基本です。

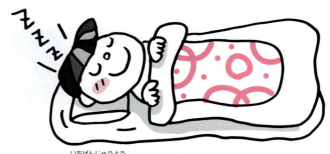

一番重要なことは、よくねむること

　不幸にして、これまでに説明したことに当てはまってしまう場合には、動脈硬化がなるべく悪くならないうちに、そのもとになる病気を治りょうする必要があるのです。

執筆｜川井 真（東京慈恵会医科大学附属病院　循環器内科）

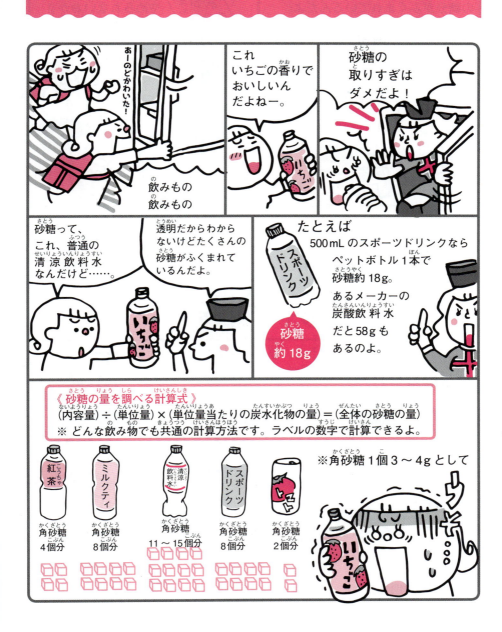

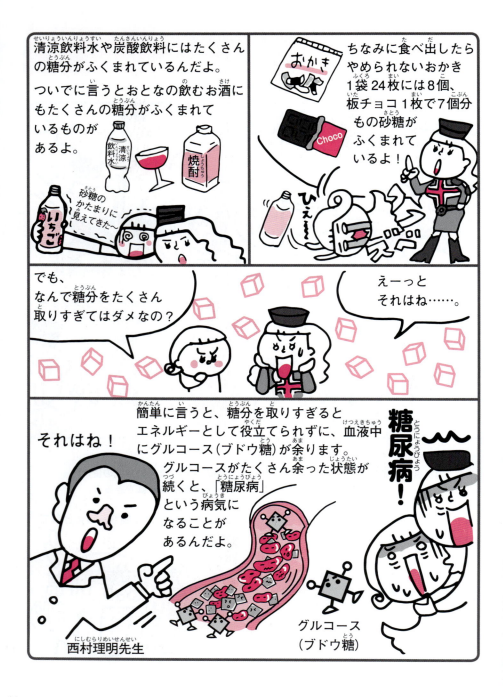

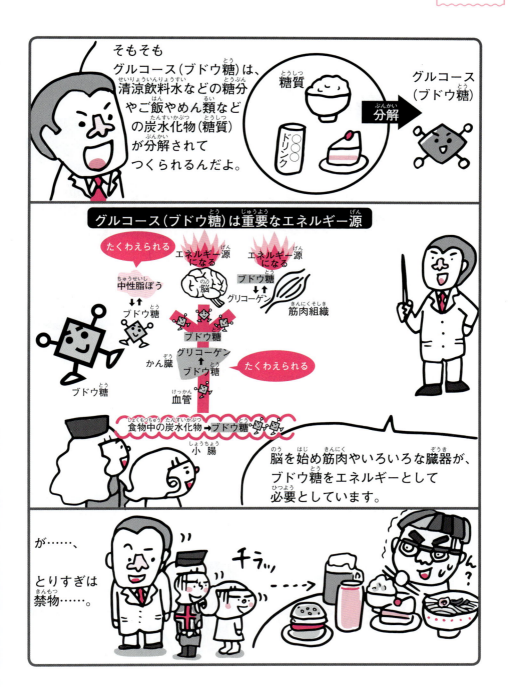

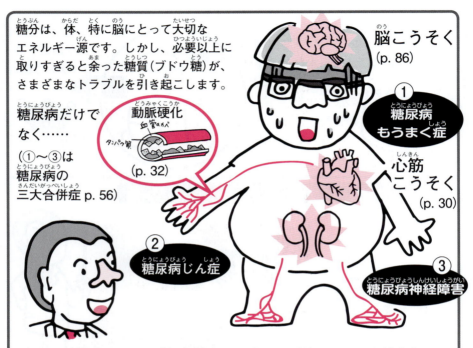

糖分は、体、特に脳にとって大切なエネルギー源です。しかし、必要以上に取りすぎると余った糖質（ブドウ糖）が、さまざまなトラブルを引き起こします。

糖尿病だけでなく……

（①〜③は糖尿病の三大合併症 p.56）

動脈硬化 (p.32)

脳こうそく (p.86)

① 糖尿病もうまく症

心筋こうそく (p.30)

② 糖尿病じん症

③ 糖尿病神経障害

たとえば、体に入ったブドウ糖が中性脂ぼうに変わり、体脂ぼうとして必要以上にたまれば肥満です。ブドウ糖がたんぱく質と結びつく「糖化」は、動脈硬化や糖尿病を進行させます。そうすると、心筋こうそくや脳こうそくを引き起こしやすくなるんだよ。

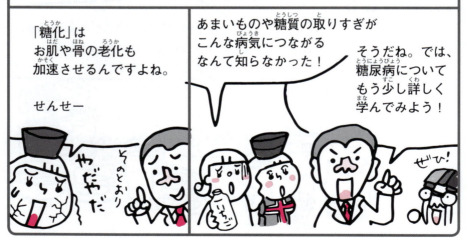

「糖化」はお肌や骨の老化も加速させるんですよね。

せんせー

あまいものや糖質の取りすぎがこんな病気につながるなんて知らなかった！

そうだね。では、糖尿病についてもう少し詳しく学んでみよう！

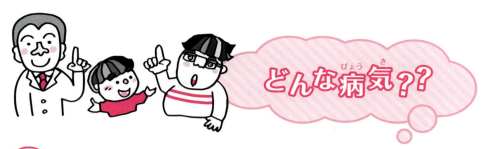

1. 糖尿病とはどんな病気？

1 血の中の糖の量が増えてしまう

私たち人間が生きていくためにはエネルギーが必要です。食物から取るエネルギーは、炭水化物、タンパク質、脂質に分類されます。この中で最も重要なのが炭水化物で、その中でもブドウ糖です。

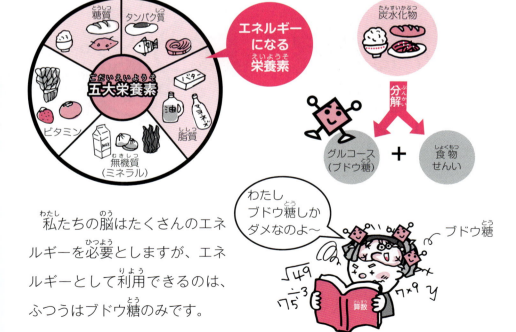

私たちの脳はたくさんのエネルギーを必要としますが、エネルギーとして利用できるのは、ふつうはブドウ糖のみです。

ブドウ糖は血管の中をながれる血液により、全身のすみずみに血管を通して配られます。ブドウ糖は健康な人では、血糖値（血液の中にふくまれる糖の量）はすい臓から出されるインスリンというホルモンにより、1dLの血液の中にだいたい100mg前後になるようにいつも調整されています。

・すい臓ってどこにあるの？・

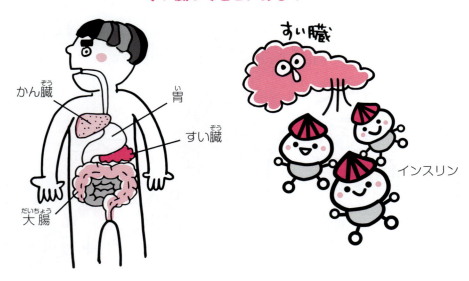

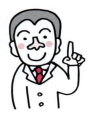

**血糖値が上がる！
＝血の中の糖の量が
増えてしまう**

2 糖尿病

すい臓からインスリンが出されなくなってしまうことや、インスリンが出ても、効果が十分でなく血糖値が上がってしまう病気が糖尿病です。

●インスリンの働き●

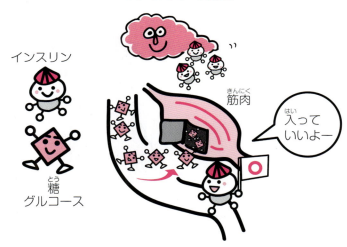

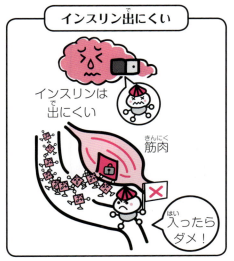

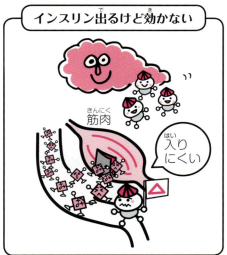

2 糖尿病は、1型と2型の2種類

糖尿病は、次のように大きく2つに分類されます。

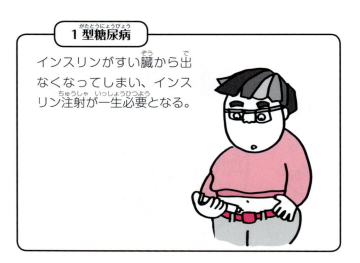

1型糖尿病

インスリンがすい臓から出なくなってしまい、インスリン注射が一生必要となる。

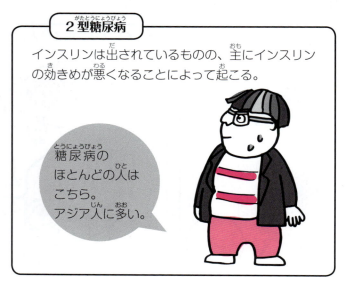

2型糖尿病

インスリンは出されているものの、主にインスリンの効きめが悪くなることによって起こる。

糖尿病のほとんどの人はこちら。アジア人に多い。

糖尿病患者の大多数は、2型糖尿病です。アジア人は、生まれつきすい臓からインスリンを出す力が弱く、少し太るだけでインスリンの効きも悪くなってしまいます。そのため、糖尿病になりやすいのです。実際、糖尿病患者の数は、アジアで増加し続けています。

現在、日本では、おとなの約4〜5人に1人が糖尿病になる可能性があると言われています。そして、およそ10人に1人が糖尿病ではないかと言われています。

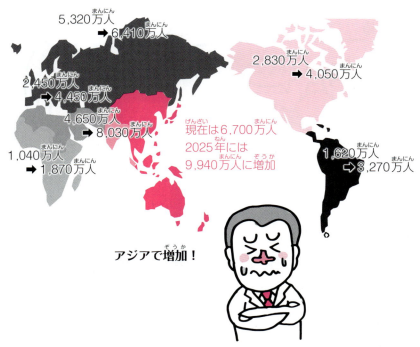

●2007年の糖尿病の人の数と2025年の予測数●

5,320万人 → 6,410万人
2,830万人 → 4,050万人
2,450万人 → 4,450万人
4,650万人 → 8,030万人
現在は6,700万人 2025年には9,940万人に増加
1,040万人 → 1,870万人
1,620万人 → 3,270万人

アジアで増加！

(Diabetes Atlas, third ed., 2006より)

2. 糖尿病はどうやって診断するの？

口がかわく、やせる、おしっこがたくさん出る、が糖尿病によくみられる症状です。しかし、このごろでは健康診断や人間ドックなどで、血糖値の異常が見つけ出され、症状がなくても糖尿病と診断される人が増えてきました。

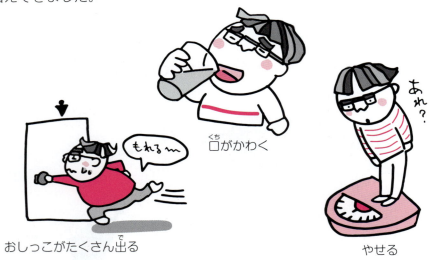

おしっこがたくさん出る　　口がかわく　　やせる

【糖尿病の診断のポイント】

次の4つのこう目のうち、2つ以上が当てはまると糖尿病と診断されます。しかし、④だけ2回続いても、糖尿病とは診断できません。

①朝の何も食べていない状態で血液1dLあたりに126mg以上のブドウ糖がある。

②短時間に75gのブドウ糖を水にとかした液を飲んでもらい、2時間後の血液1dLあたりに200mg以上のブドウ糖がある。

③時間に関係なく検査したとき、血液1dLあたりに200mg以上のブドウ糖がある。

④最近の2～3カ月で、赤血球中のヘモグロビンのうちどれくらいが糖とくっついているかを示す検査の値HbA1c（ヘモグロビンエーワンシー）が、6.5％以上ある。

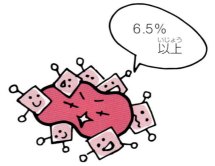

HbA1c（ヘモグロビンエーワンシー）

豆知識　人間ドック

ドックというのは、船をつくったり、修理したり、検査したりする場所です。人間ドックも、人間のいろんなところを検査して病気や悪いところを見つけます。

3. 糖尿病のこわさ

糖尿病は、「真綿で首をしめるような病気」とも言われています。ほとんどの人は、糖尿病にかかったときには症状がありません。しかし、症状がないからといってそのままにしておくと、いきなり死んでしまうこともあります。実際に、糖尿病の人の命の長さは、健康な人よりも10年ほど短いとされています。そうでなくても糖尿病がもとで起こる病気(合併症と言います)が、やがて出てきます。これは、ふだんの生活にえいきょうをおよぼします。症状が出てからどうにかしてくださいと病院に来ても、できることは限られています。症状のない早いうちから、きちんと糖尿病の治りょうをして合併症を起こさないことが大切です。

糖尿病の合併症の代表は、三大合併症として知られています。

【糖尿病三大合併症】

①糖尿病もうまく症

もうまくに見たものが写らなくなります。進行すると失明します。

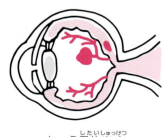

しょう子体出血

●糖尿病もうまく症の進行●

- Ⓐ：もうまくの血管が高い血糖値でもろくなる。
- Ⓑ：もうまくに酸素が運ばれなくなるので新しい血管が出てくるが、新しい血管はもろくて出血する。出血すると、しょう子体の表面に新たなまくができて、もうまくとくっつき、もうまくがはがれやすくなる。
- Ⓒ：血管がつまって、新しい血管がのびる→出血する。
- Ⓓ：出血でしょう子体がにごり、もうまくがはがれて、失明する。

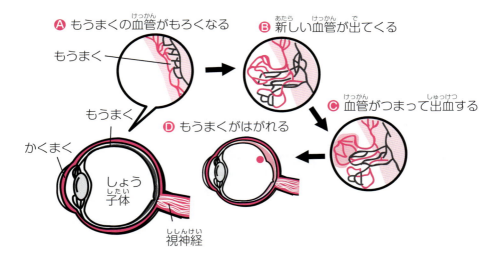

②糖尿病じん症

じん臓の血管がこわれてじん臓が働かなくなります。進行すると人工とうせきといって死ぬまで器械にじん臓の代わりをしてもらい続けるか、だれかのじん臓をもらって自分のじん臓と取りかえる手術が必要になります。

血液の中の要らないものをこしておしっこ(尿)にするのがじん臓です。おしっこがつくられなくなると、尿毒症という病気になります。こうなると血液をこしてきれいにするために、人工とうせきでじん臓の代わりをしてもらいます。

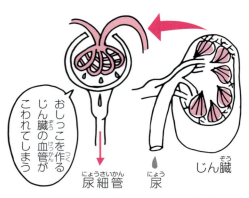

(金子大輔. 世界一まじめなおしっこ研究所. 保育社, 2017. より)

● 人工とうせきの仕組み ●

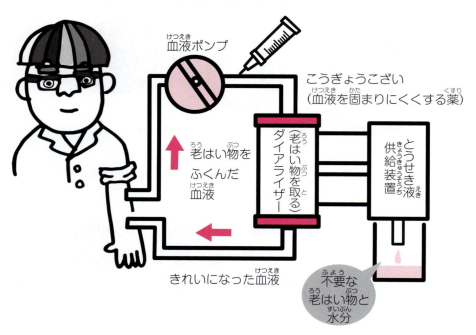

③糖尿病神経障害

血液の中の糖が細い血管を傷つけることによって合併症が起こります。痛みなどを感じる手足の神経が傷つくと、しびれを感じるようになったり、痛みがわからなくなったりします。進行すると足がくさってしまい、その結果、切断しなければならなくなることもあります。

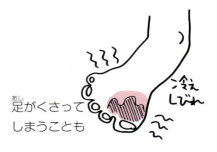
足がくさってしまうことも

一方、糖尿病は、命を支えている脳や心臓に血液を送っている太い血管も傷つけます。最悪の場合、心筋こうそく(心臓の血管がつまる)や脳こうそく(脳の血管がつまる)などを起こし、とつ然死んでしまうこともあります。

近ごろでは、物忘れがひどくなったり、頭が働かず日常生活が送れなくなったりする認知症や、骨がもろくなって折れやすくなる骨そしょう

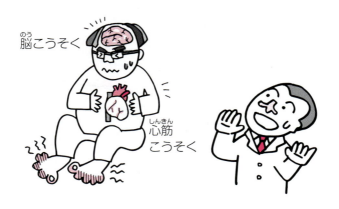

症(p. 205)、歯周病(p. 161)なども、新たな糖尿病の合併症として注目されています。

4. 糖尿病の合併症を起こさないためには

　糖尿病と診断されたら、血糖を正常な値に保つ治りょうが必要となります。合併症を予防するためには、過去2～3カ月の血糖のコントロール状態を表すHbA1c（ヘモグロビンエーワンシー：血液検査でわかります）を7.0％未満に保つことがすすめられています。

　次のページの図はHbA1cの目標の値ですが、この値に30を足すと、それぞれ、36、37、38になります。これを体温に例えて、最低でも37℃（HbA1c 7％）未満を目指す、というふうにこの図を見ると、理解しやすいと思います。

●HbA1c（ヘモグロビンエーワンシー）●

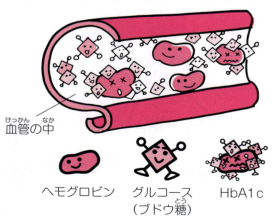

血管の中

ヘモグロビン　　グルコース　　HbA1c
　　　　　　　（ブドウ糖）

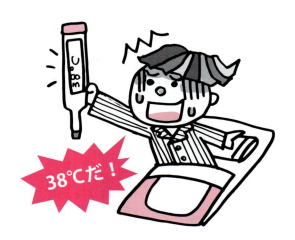

例えば、HbA1c 9％と言われても、まったく症状のない人は病院に行かなくてもよいと思うかもしれません。しかし、この9という数字の前に「3」をつけて、体温に例えてみましょう。体温が39℃という状態だとすれば、病院にかけこむと思います。

糖尿病の治りょう方針は、血糖値の改善を目指すことが基本です。血糖値がいちじるしく高い場合を除いて、まずは食事の内容に気をつけ、運動を適度におこなうことです。

● 血糖コントロールの目標 ●

	コントロール目標値		
目　標	血糖を正常にするための目標	合併症を予防するための目標	治りょうを進めることが難しい場合の目標
HbA1c（％）	6.0未満	7.0未満	8.0未満

目標は、それぞれの患者さんの状態などに合わせて決める。

1 食事で治す
①糖質（炭水化物）の取りすぎに注意

血糖値を上げるのは糖質（炭水化物）ですから、その取りすぎに注意しましょう。"うどん＋牛どん"のような「糖質の重ね食い」はよくありません。

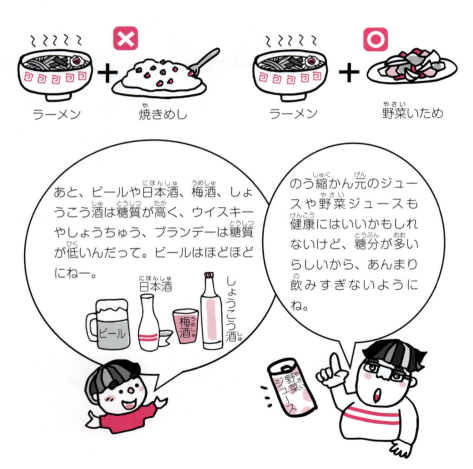

②食べる順番に気を付ける

最初に野菜や海草など食物せんいの多いものをたっぷり食べ、次におかず、最後に炭水化物の順に食べると、食後に血糖値が急激に上がることをおさえられます。また、よくかんで、ゆっくり食べることも大切です。

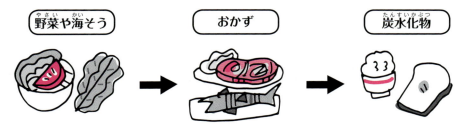

2 運動で治す

ウォーキングなどカロリーを消費する運動と、筋肉をきたえる運動を組み合わせることがポイントです。急激なダイエットをすると、筋肉が少なくなってしまい、インスリンが効きにくくなるため、ダイエットをするときはかならず筋トレを一緒におこないましょう。

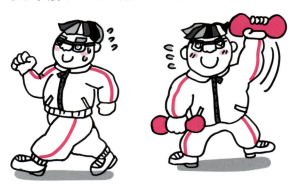

3 薬で治す

食事や運動で十分に血糖値が下がらない場合は薬を一緒に使います。糖尿病の薬には現在、次のような薬があります。

- インスリンが出るのを助ける薬
- インスリンの効きめを良くする薬
- 糖の吸収をおさえる薬
- 糖を体から捨てるのを助ける薬
- インスリン

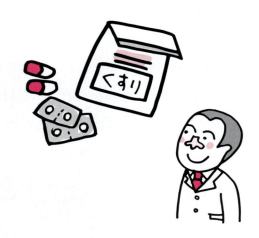

5. おわりに

　糖尿病は、だれもがなる可能性がある病気です。子どものころから、バランスの良い食事を取り、運動習慣を身につけることで、糖尿病にならないようにできることも事実です。また、20歳以降に急に太ると糖尿病になりやすいこともわかってきました。

　おいしい食べ物が簡単に手に入れられるようになり、車や電車であまり歩くことなく行きたいところに行けるような、便利な世の中になってきました。

　しかし、好きなものを好きなだけ食べ、あまり動かないでいると、糖尿病がひそかに近づいてきているかもしれないことを、頭の片すみに入れておいてくださいね。

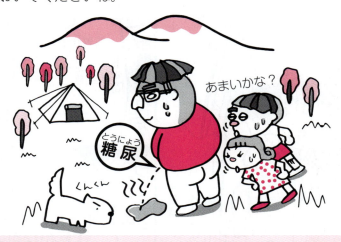

執筆｜西村理明（東京慈恵会医科大学附属病院　糖尿病・代謝・内分泌内科）

3 脂質異常症 ししついじょうしょう

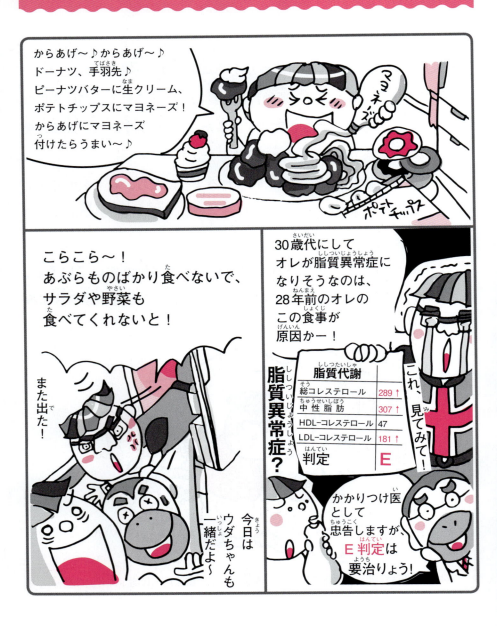

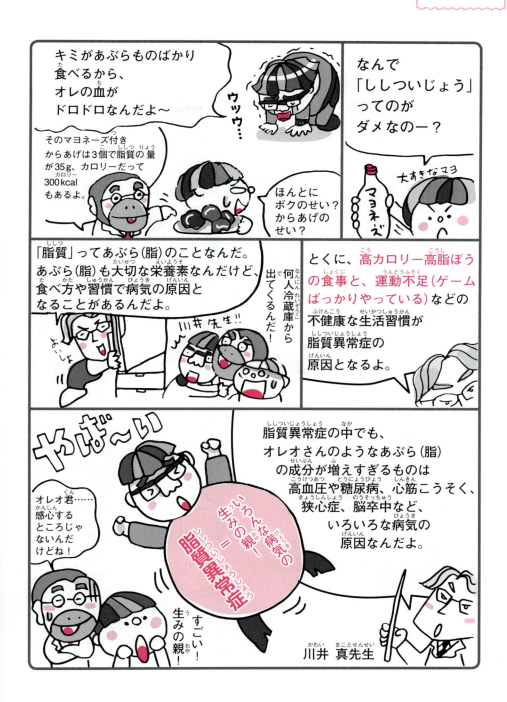

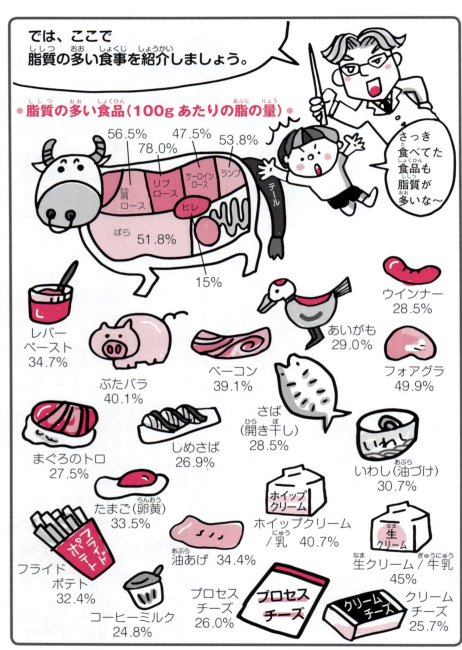

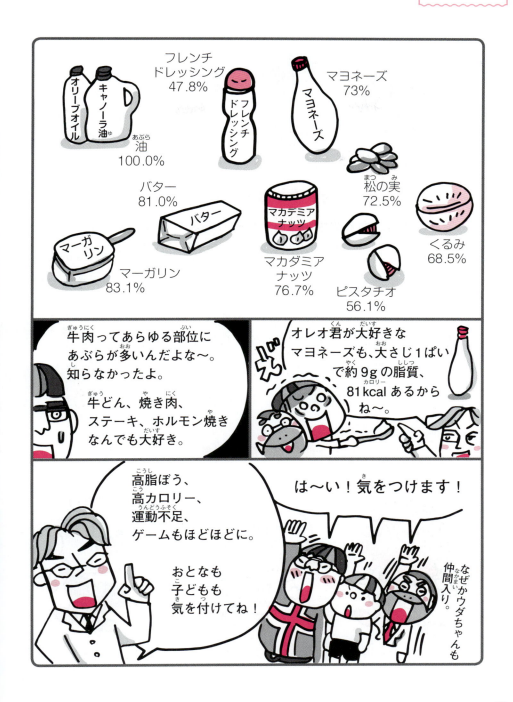

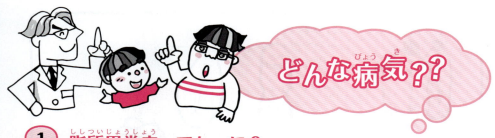

1. 脂質異常症ってなぁに？
～いろいろな病気と関係する

脂質異常症は、血液の中の脂質、つまりあぶら（脂）の成分が、増えすぎたり逆に少なくなったりする病気です。血液の中の脂ぼう分はいくつかのタイプに分けられますが、次のようなときには、脂質異常症と言います。

- 悪玉コレステロール（LDL-コレステロール）：140mg/dL 以上
- 善玉コレステロール（HDL-コレステロール）：40mg/dL 未満
- トリグリセリド（中性脂ぼう）：150mg/dL 以上

●脂質異常症3兄弟●

150mg/dL 以上　　40mg/dL 未満　　140mg/dL 以上

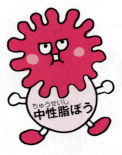
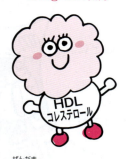
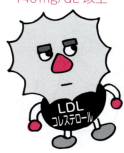

トリグリセリド　　善玉コレステロール　　悪玉コレステロール

これらの血液のなかの脂の量が異常でも、ふつうは症状は現れません。症状が現れないのにもかかわらず、知らず知らずのうちに、全身の血管が傷めつけられます。そのえいきょうはおもに、動脈の血管のかべに脂質がたまって（動脈硬化）現われます。動脈硬化が進むと、心臓や脳などの血液の流れが悪くなります。そして、あるとき突然、狭心症や心筋こうそく、脳こうそくなどの病気が出現して、普通の生活ができなくなったり（生活の質〔QOL〕の低下）、時には死んでしまったりすることもあります。脂質異常症だとわかったら、心臓や脳の発作を起こさないため、とくに悪玉のLDL−コレステロールの量に、いつも気をつけておく必要があります。

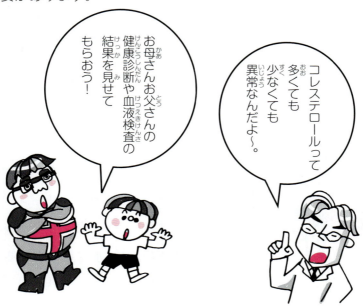

2. 血液の脂の話〜善玉と悪玉？

コレステロールや中性脂ぼうは、食べ物からばかりではなく体の中でも作られています。これらは体にある組織の細ぼうまくを作るためになくてはならない成分です。脳にも多く存在しています。

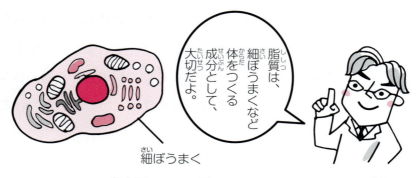

脂質は、細ぼうまくなど体をつくる成分として、大切だよ。

細ぼうまく

コレステロールや中性脂ぼうは水にとけません。そこで、全身の必要な場所に送るために特別なタンパク質（アポタンパク質）にくっつき、血液中を流れて運ばれます。このコレステロールやトリグリセリドとアポタンパク質が一緒になったものを、リポタンパク質と言います。このリポタンパク質の比重（水と比べたときの重さの比）によって、VLDL（超低比重リポタンパク）、LDL（低比

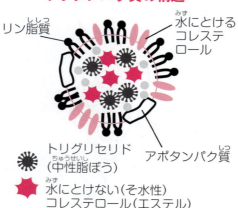

● リポタンパク質の構造 ●

リン脂質
水にとけるコレステロール
トリグリセリド（中性脂ぼう）
アポタンパク質
水にとけない（そ水性）コレステロール（エステル）

重リポタンパク質)、HDL（高比重リポタンパク質)などに分類されています。

●悪玉コレステロール●

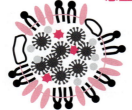

VLDL
トリグリセリド(中性脂ぼう)が
多い(超低比重リポタンパク質)

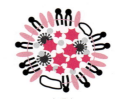

LDL
水にとけないコレステロールが
多い(低比重リポタンパク質)

●善玉コレステロール●

HDL
タンパク質が多い(高比重リポタンパク質)

　コレステロールには善玉と悪玉があると言われますが、コレステロールに違いがあるのではなく、どのリポタンパク質によって運ばれているのかの違いによるものです。LDLは血管のかべに取りこまれてたまっていき動脈硬化を起こすので、LDLコレステロールを悪玉コレステロールと呼びます。逆に、HDLは血管や組織にたまったコレステロールを引きぬいて運ぶリポタンパク質なので、動脈硬化を予防することからHDLコレステロールを善玉コレステロールと呼んでいます。

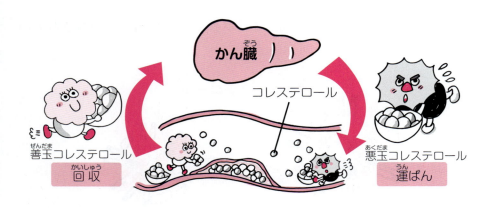

　トリグリセリドは主にVLDLによって運ばれています。血中のLDL（悪玉）コレステロールやトリグリセリドが増加すると動脈硬化が起こりやすくなります。この動脈硬化が原因となって、狭心症や心筋こうそく（p. 18）、脳こうそく（p. 86）が起きやすくなることが知られています。HDL（善玉）コレステロールは血管や組織に染みこんで、たまったコレステロールをぬき取る働きがあります。だから、HDLコレステロールは少ないほうが危険です。つまり、LDLコレステロールが高くなくても、HDLコレステロールが低いと、動脈硬化を起こしやすくなります。これらの病気は、「高LDLコレステロール血症」、「低HDLコレステロール血症」、「高トリグリセリド血症」と呼ばれますが、まとめて「脂質異常症」と呼んでいるのです。

3. 血液の脂質が悪くなるとどうなる？
〜脂質異常症も症状は出にくい！

　狭心症や心筋こうそく、脳こうそくが起こる原因でいちばん多いのは、高カロリー高脂ぼうの食事と運動不足などの不健康な生活習慣です。なかには親の体質などがそのまま子どもに伝わる（遺伝性の）脂質異常症も知られており、家族性高コレステロール血症と言います。お父さんやお母さんのコレステロール値が高くて、その体質を同じように生まれながらにして受けついでしまう場合です。日本人では500人に1人の高い度合いでみられる遺伝性の病気です。遺伝性の低HDL血症もありますが、きわめてまれですので、一般にはあまり目にすることはありません。

　症状の現れ方としては、これらの病気も多くの場合、症状はありません。血液検査で初めてわかることがほとんどです。家族性高コレステロール血症では、次の3つが有名です。

- アキレスけん（かかととヒラメ筋をつなぐけん）が太く厚くなる（肥厚）
- 手のこう、ひじ、ひざのけんに硬い盛り上がりができる（けん黄色腫）

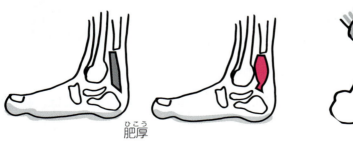
肥厚

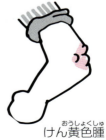
けん黄色腫

- まぶたに黄色いはんてん状の盛り上がりができる(眼けん黄色しゅ)

ほかには、かくまく輪(黒目の周囲にできる白い輪)が見られることもあります。なかでもアキレスけん肥厚は最も多く、血中コレステロール値が高くてアキレスけんの厚みが1cm以上ある場合は、家族性高コレステロール血症である可能性が高いと言われています。

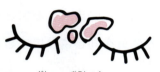
眼けん黄色しゅ

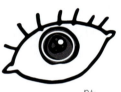
かくまく輪

特有の症状がないために放置されていると動脈硬化が進行し、狭心症や心筋こうそく、脳こうそくなどの重大な病気として現れて、初めて脂質異常症であることがわかる場合も多いのです。

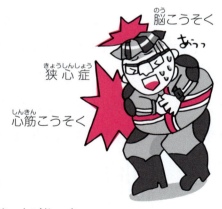

脂質異常症では、脂ぼう分の多い食事を取るとLDLコレステロール値が高くなりやすく、動脈硬化の進行を早めます。具体的には、動物性脂ぼうの多い肉や卵などの取りすぎに注意が必要です。また中性脂ぼう

値は、食事の量自体が多すぎたり、清涼飲料水やアルコールを飲みすぎたり、あまいおかしを食べすぎると高くなります。これらを起こさないようにするためには、野菜などの食物せんいや魚の脂（とくに青魚）それに大豆製品（とうふ）は、血液の中の脂の量（血清脂質値）を下げ、動脈硬化をおさえるように働くとされています。

●中性脂ぼうの量を増やさないように気を付けるためには●

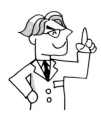
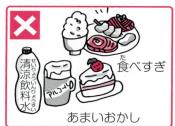
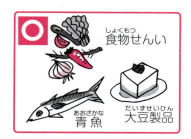

そして何よりも重要なことは、太りすぎ（肥満）にならないようにすることです。必要に応じて減量することも重要です。減量の効果は血清脂質値の改善だけにとどまらず、全身的にも良いえいきょうを望めることから、とても効果的だと言えます。

豆知識　脂と油ってどう違う？
常温で個体になるのが「脂」で、常温で液体なのが「油」だよ。

体重を減らすためには、食べすぎや高カロリー食をさけることです。同時に運動により体を動かして効率よくエネルギーを消費することが大切です。運動により、善玉のHDLコレステロールが増えることもわかっています。そのほか、毎日いろいろな食品を取り混ぜて、食物せんいを十分にふくんだ食事を1日3食バランスよく取り入れましょう。そのためには、おかしなどのあまいものはひかえめにすることです。毎日の食事が重要なのです。

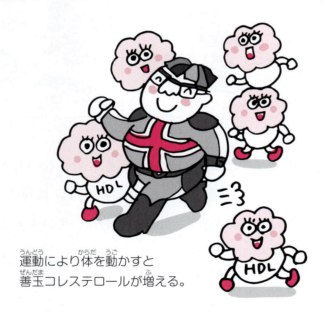

運動により体を動かすと
善玉コレステロールが増える。

執筆｜川井 真（東京慈恵会医科大学附属病院　循環器内科）

4 脳卒中 のうそっちゅう

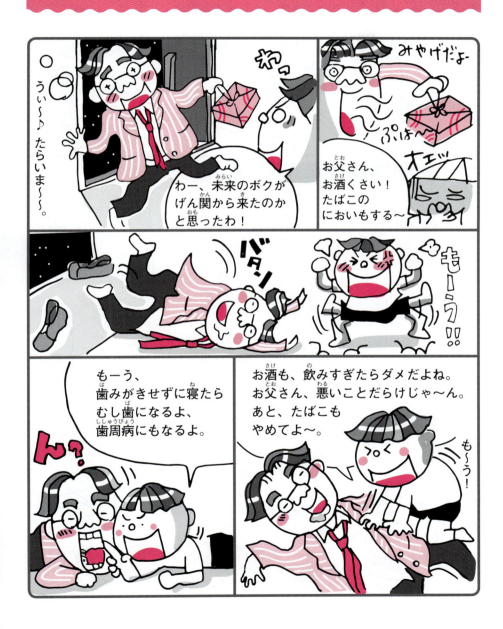

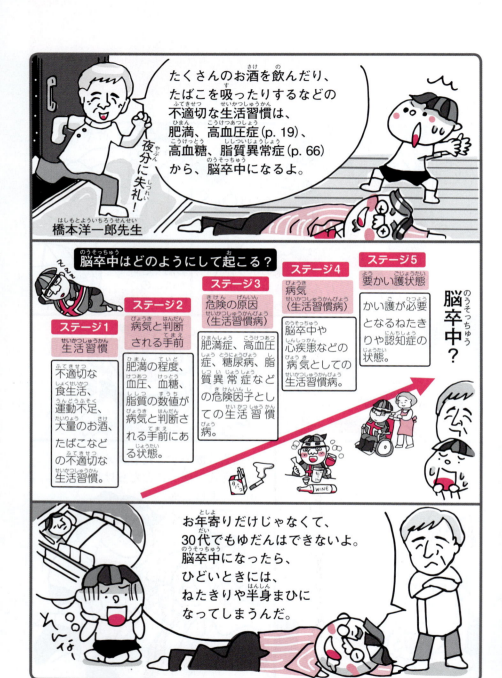

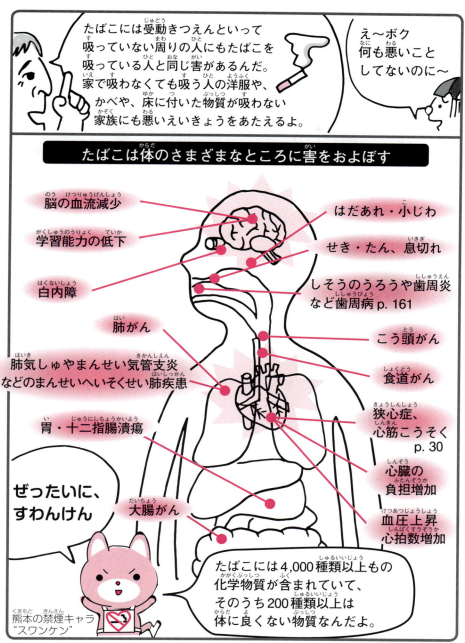

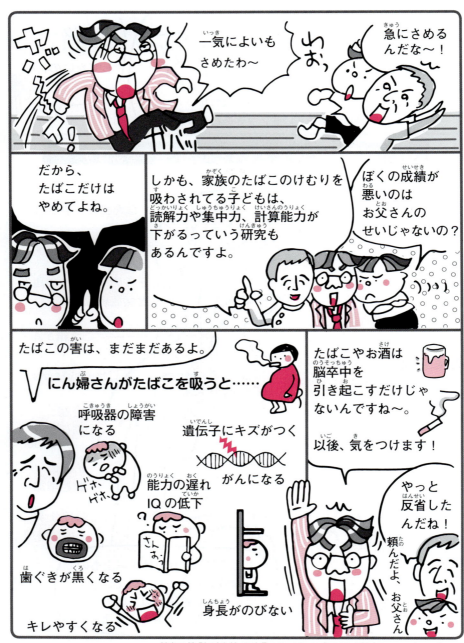

Yolton K, Dietrich K, et al. Exposure to environmental tobacco smoke and cognitive abilities among U.S. children and adolescents. Health Perspect, 2005.

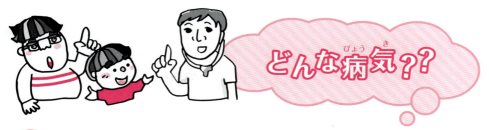

1. 脳卒中ってどんな病気？

　脳卒中とは脳の血管の病気です。脳の血管が狭くなったり、つまったりするものと、血管が破れるものの2つに分かれます。

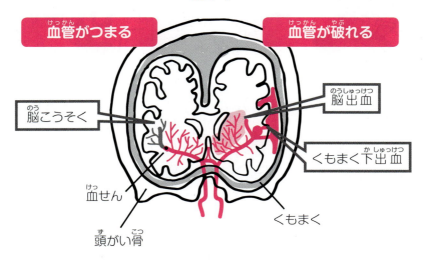

　どちらも脳が傷ついて、急に頭が痛くなったり、意識がなくなったり、手足が動かなくなったり、しびれたり、感覚が悪くなったり、しゃべることができなくなったり、人の話が理解できなくなったり、目が見えなくなったり、歩けなくなったりします。

ひとたび脳卒中になると、ひどい後遺症（病気の治りょうが終わってから、もともとの病気が原因で起こる不調）が出て、仕事ができなくなったり、ねたきりや認知症になったりすることがあります。

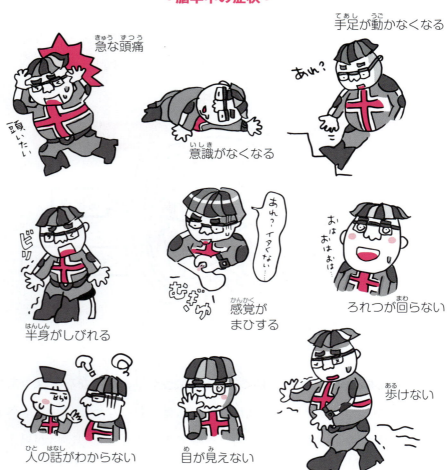

●脳卒中の症状●

急な頭痛
意識がなくなる
手足が動かなくなる
半身がしびれる
感覚がまひする
ろれつが回らない
人の話がわからない
目が見えない
歩けない

脳卒中についてまとめると、次のようになります。

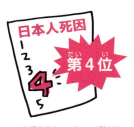

①日本人が死ぬ原因の第4位。

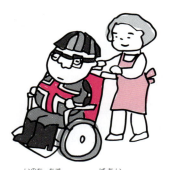

②命が助かった場合にも、しばしば重い後遺症がみられる。

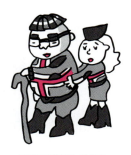

③日常生活の手助けが必要となる（かい護）原因の第1位。

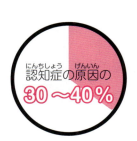

④認知症の原因の30～40％を占める。

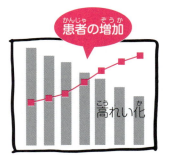

⑤日本人が年を取っていく（高れい化）とともにさらに患者の増加が予想される。

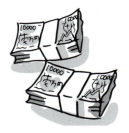

⑥年間約1.8兆円が治りょうにかかり、約1.9兆円がかい護にかかるなど高額のお金が必要となる。

2. 脳卒中にはどのようなものがありますか？

脳卒中には、血管がつまるものと、血管が破れて出血するものがあります。

① 脳こうそく：脳の血管が細くなったりつまったりして血液が脳に行かなくなって、その部分の脳が死んでしまう。

② 脳出血：脳の中の小さな血管が破れて出血して、脳をこわす。

③ くもまく下出血：脳の血管にできたこぶ（脳動脈りゅう）が破れて、脳の表面に出血する。

④ 脳動静脈奇形：血管の普通ではない形のせいで、頭の中で出血が起こる。

【脳こうそく】

脳こうそくは、次の5つに分けられます。

① ラクナこうそく：脳の中の小さな血管がつまる脳こうそく。

② アテローム血せん性脳こうそく：脳の中や外の大きな血管が硬くなって（動脈硬化）が起こる脳こうそく。

③ 心原性脳そくせん症：心臓が悪くて心臓の中にできた血のかたまりが、脳の血管に流れていって脳の血管をつめてしまう脳こうそく。

④ そのほかの脳こうそく：特別な原因による脳こうそく。

⑤ 先因性脳こうそく：原因不明の脳こうそく。

※一過性脳虚血性発作：脳こうそくと同じ症状が起こって短時間で治る脳こうそくの前ぶれ。

4 脳卒中

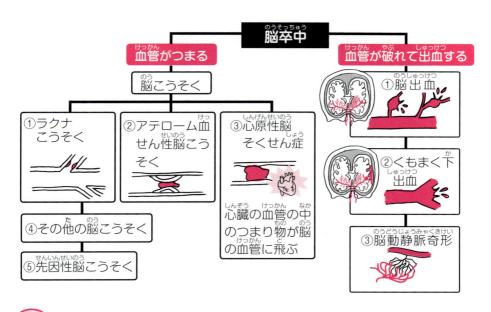

3. 脳と脳の血管

脳の重さは体重の約2%にすぎないくらい軽いです。しかし、心臓から出る血液の約15%の血液が脳に運ばれ、体じゅうで使う酸素の約20%が脳で使われています。脳は何もせず静かにしている状態でも非常にたくさんのエネルギーを使っていますが、静かにしているときに必要とされる量の約2.5〜3倍の量の酸素がつねに脳に与えられています。

• 脳、小さいのに大食らい •

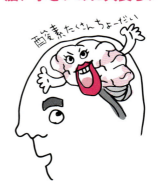

体全体の2%しかないのに、
体全体の20%も酸素を使う。

4. 原因

もやもや病、大動脈炎症候群、脳動静脈奇形などの特しゅな原因、あるいは心原性脳そくせん症の一部を除けば、脳卒中の多くは生活習慣が原因と考えられています。

●生活習慣病の進み方と対策●

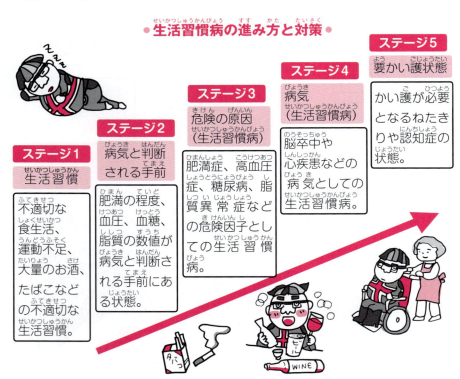

ステージ1 生活習慣
不適切な食生活、運動不足、大量のお酒、たばこなどの不適切な生活習慣。

ステージ2 病気と判断される手前
肥満の程度、血圧、血糖、脂質の数値が病気と判断される手前にある状態。

ステージ3 危険の原因（生活習慣病）
肥満症、高血圧症、糖尿病、脂質異常症などの危険因子としての生活習慣病。

ステージ4 病気（生活習慣病）
脳卒中や心疾患などの病気としての生活習慣病。

ステージ5 要かい護状態
かい護が必要となるねたきりや認知症の状態。

ステージ1～5のように、進みます。子どものころや若いときには脳卒中は起こりにくいのですが、生活習慣が悪いとだんだんと動脈硬化が進んで、若くても脳卒中を起こすことがあります。

5. 治りょうはどうするの？

　脳卒中になったら早く病院に行って、治りょうを受けると後遺症（病気の治りょうが終わってからもともとの病気が原因で起こる不調）が少なくてすむことがあります。

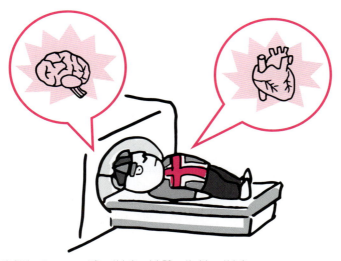

病院に着いたら脳の検査や心臓や血管の検査をおこないます。

豆知識　日本脳卒中協会

脳卒中についての正しい知識を患者や家族に知らせたり、予防のための活動を進めたり脳卒中の患者が自分の力で生活できるように支援している。http://www.jsa-web.org

脳こうそくでは症状が起こって4時間30分以内なら血管の中につまった血のかたまり（血せん）をとかす注射をしたり、6時間以内では細い管（カテーテル）を血管の中に通して血のかたまりを取りのぞく治りょうなどがあります。脳出血やくもまく下出血では頭の手術をすることがあります。病院に着いたら脳の検査や心臓や血管の検査をおこないます。

●治りょうは時間とのたたかい●

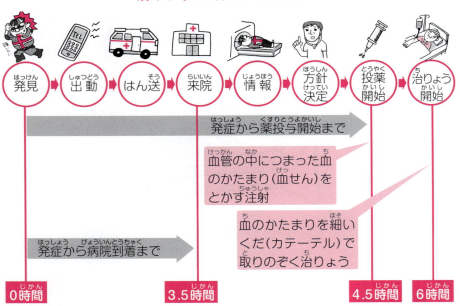

6. 脳卒中ではリハビリテーションが必要です

脳卒中では、脳がこわれたところに応じて症状が出て、ひどければ後遺症という不調が残ります。

●脳のこわれたところと症状●

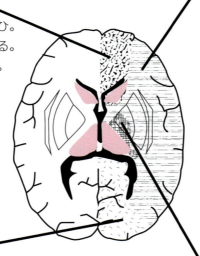

前大脳動脈
片一方の脚に強いまひ。
感覚がわからなくなる。
言葉が話せなくなる。
自分から発言できなくなる。

中大脳動脈
片方の体がまひする。
感覚がわからなくなる。
意識がはっきりしない。
言葉が話せなくなる。
左右片方のものを意識できなくなる。
まひが起こっていることがわからない。
服を着ることができなくなる。

後大脳動脈
両目の同じ側が見えなくなる。
話したり書いたりできても、読むことができなくなる。
左右片方のものを意識できなくなる。

前脈絡叢動脈
片方の体がまひする。
片方の感覚がわからなくなる。
目の見えるはん囲が半分になる。

後遺症が出ないように、または後遺症を軽くするために、入院したらすぐにリハビリテーションを行います。リハビリテーションには、次のようなものがあります。

●脳卒中のリハビリテーション●

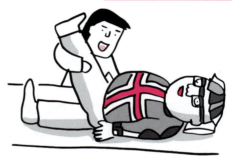

運動の働きを良くする理学りょう法

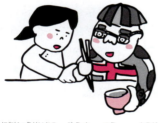

日常生活の動作を通じて体の働きを良くする作業りょう法

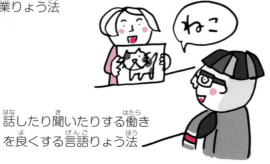

話したり聞いたりする働きを良くする言語りょう法

脳卒中のしんさつと治りょうはリハビリテーションから見て、①急性期、②回復期、③維持期の３つに分けられます。

そして、リハビリテーションを進めるには、①かかりつけ医、②急性期病院、③リハビリテーション専門病院、④りょう養型病院や老人保健しせつなど、の４つのチームが必要です。

脳卒中リハビリテーションの流れ

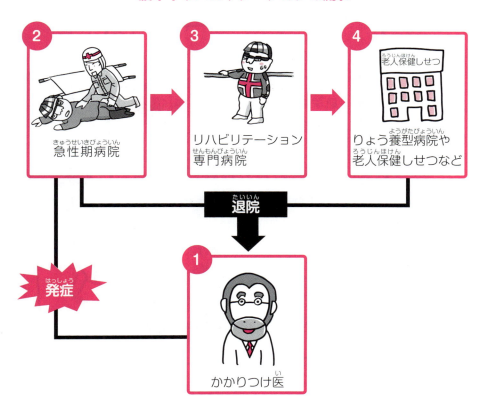

7. どうやったら予防できるの？

日本脳卒中協会が、『脳卒中予防十か条』を作成しています。
1〜9番が脳卒中にならないためのポイントです。
10番目が脳卒中になったときにはすぐに病院に行きましょうということを示しています。

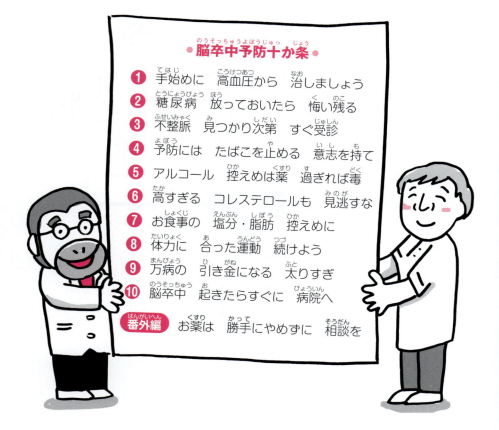

脳卒中予防十か条

1. 手始めに　高血圧から　治しましょう
2. 糖尿病　放っておいたら　悔い残る
3. 不整脈　見つかり次第　すぐ受診
4. 予防には　たばこを止める　意志を持て
5. アルコール　控えめは薬　過ぎれば毒
6. 高すぎる　コレステロールも　見逃すな
7. お食事の　塩分・脂肪　控えめに
8. 体力に　合った運動　続けよう
9. 万病の　引き金になる　太りすぎ
10. 脳卒中　起きたらすぐに　病院へ

番外編　お薬は　勝手にやめずに　相談を

4 脳卒中

もし、家族が脳卒中になったかもしれないというときには、"顔・うで・言葉"を確かめると脳卒中かどうかわかりやすいと言われています。

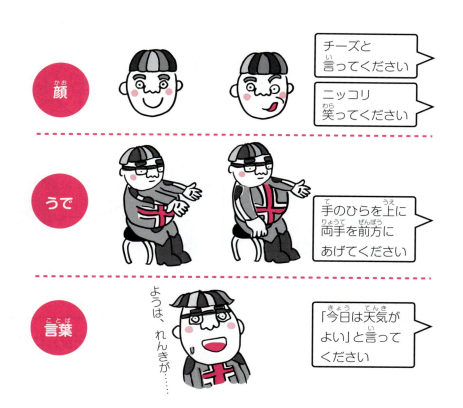

執筆｜橋本洋一郎（熊本市立熊本市民病院　神経内科・リハビリテーション科）

5 栄養失調症 えいようしっちょうしょう

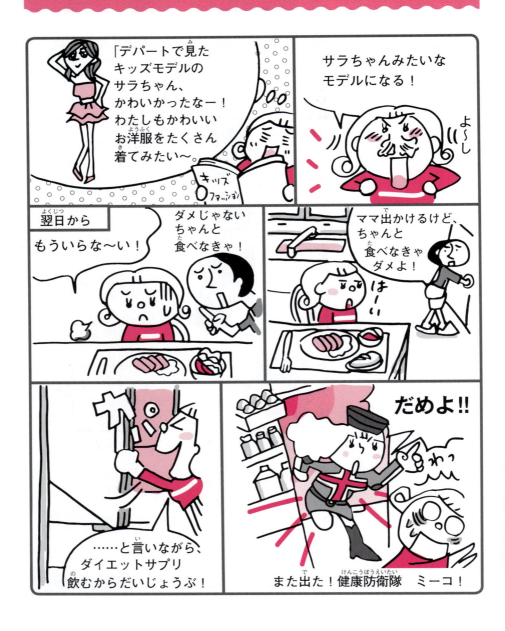

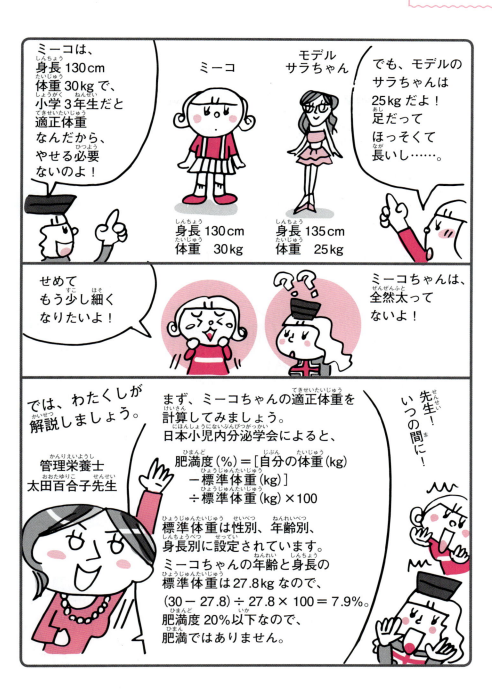

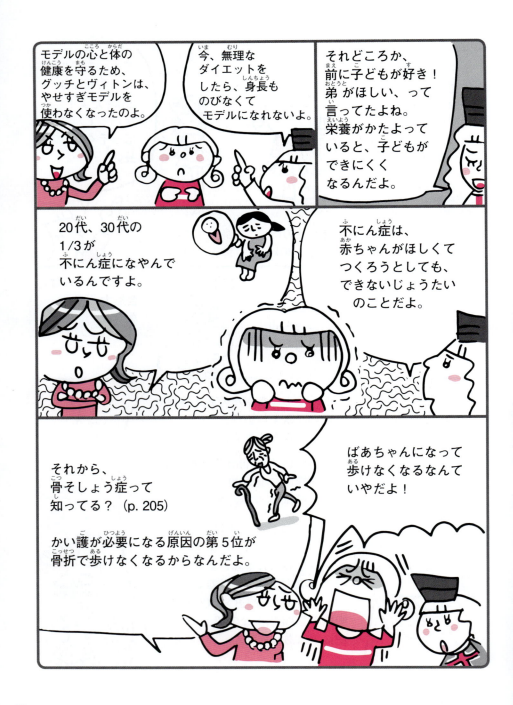

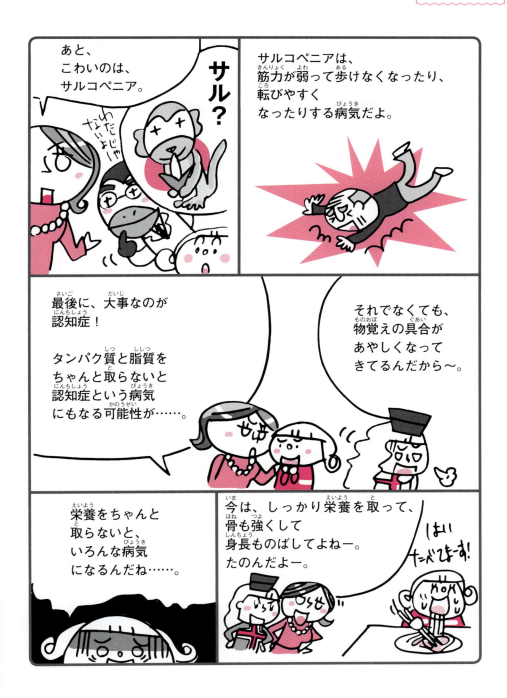

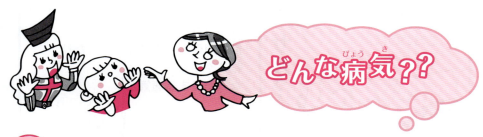

1. 栄養失調症ってどんな病気？

栄養が足らなくて体がちゃんと働かない病気です。

好ききらいが多く、いつも同じ食べものばかりを食べたり、食べる量をはげしく減らしたりするなどの無理なダイエットをすると必要な栄養がまんべんなくとれません。低栄養（栄養が十分でない状態）になり、体重が少なくなったり減ったりすることがあります。

身長に対して体重が少なく、やせすぎているかどうかを見分けるには、小学生では次のような計算をします。

●肥満度（太っている割合）を調べる計算の式●

- 肥満度(%)
  ＝｛実測体重(kg)－標準体重(kg)｝÷標準体重(kg)×100
- 標準体重＝a×身長(mm)＋b（bはマイナスなので引き算）

年齢	男子		女子	
	a	b	a	b
7歳	0.513	－38.878	0.508	－38.367
8歳	0.592	－48.804	0.561	－45.006
9歳	0.687	－61.39	0.652	－56.992
10歳	0.752	－70.461	0.73	－68.091
11歳	0.782	－75.106	0.803	－78.846
12歳	0.783	－75.642	0.796	－76.934
13歳	0.815	－81.348	0.655	－54.234

肥満度が−20％以下は、「やせ」と言います。なかでも病気と言ってもよいようなひどい「やせ」を「るいそう」と言います。「るいそう」の場合は、栄養が不十分（低栄養）であることがほとんどです。また、急に体重が減るときも低栄養になっている場合が多いので注意が必要です。

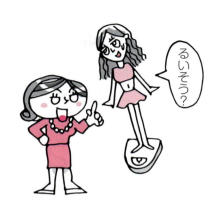

2. 体になくてはならない栄養素

栄養（素）とは、人間が健康に生きていくためになくてはならない物質です。人間が生きていくためには、食べ物からバランスよく栄養素を取る必要があります。

覚えておこう♪　たいせつなことば

栄 養 素

生きていくのに
なくてはならない物質

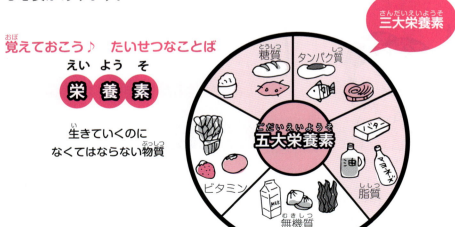

食べ物がもつ成分は、よくかんで、つぶして、消化こう素などの力をかりて消化されます。小腸などから体内に吸収されて、小さく分解されたり、ほかのものとくっついたり、いろいろな入り組んだ順序を経て栄養素としての働きをします。

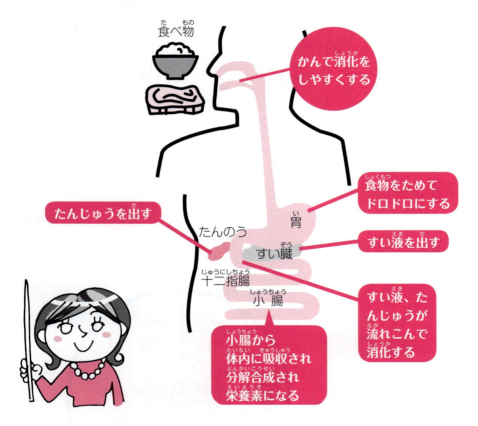

　食べ物には、エネルギー源となる糖質、脂質、タンパク質と、体の調整に役立つミネラル、ビタミンなどがあります。五大栄養素と呼ばれ

5 栄養失調症

ます。

　人間が健康に生きていくためには、食べ物からバランスよく栄養素を取る必要があります。5つの代表的な栄養素があります。

①糖質……糖 すい臓 は、砂糖の糖。体を動かすエネルギーになります。

②脂質……脂質の脂（し）は、あぶら（脂）のことです。エネルギーになります。

③タンパク質……体をつくります。エネルギーにもなります。

④ミネラル（無機質）……体の調子を整えます。カルシウムのように骨をつくる成分になるものもあります。

⑤ビタミン……少しの量で体の働きを調節できます。体の中でつくることができないので、外から取り入れなければなりません。A、B、C、D、Kなどの種類があります。

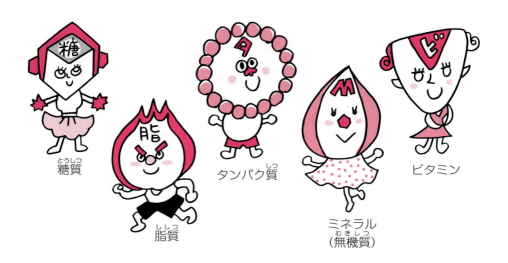

糖質　脂質　タンパク質　ミネラル（無機質）　ビタミン

3. 栄養素が足りなくなると病気を起こしやすい

　体に必要な栄養素を、多すぎず少なすぎず毎日取り続けないと栄養素が足らなくなります。例えば、糖質からエネルギーを作り出すときにはビタミン B_1 が必要です。ビタミン B_1 は、豚肉、ハム、タイ、大豆、カシューナッツ、マイタケ、えのきだけなどに多くふくまれ、白米や白パン、もちにはあまりふくまれていません。このような主食ばかりや清涼飲料水など糖分の多いものばかりを取りすぎると、体内のビタミン B_1 が不足し、かっけ、ウェルニッケ脳しょうなどを起こすことがあります。

● ビタミン B_1 ●

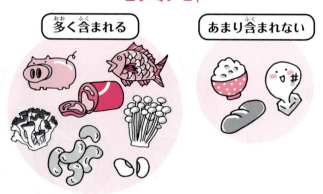

　栄養不足が続くと、かん臓や筋肉でグリコーゲン（主に糖質）としてたくわえているものを分解して、エネルギーにします。
　たとえば食事をぬいたり、ご飯やパンなどを食べないというように

5 栄養失調症

糖質を取らないようにしていると、不足する分は脂ぼうを分解してエネルギーを産み出そうとします。そうすると、皮下脂ぼうが失われます。脂ぼうが少なくなれば、筋肉（おもにタンパク質）を分解してエネルギーを生みだします。主食（主に糖質）を食べずに主菜（主にタンパク質）を多く取るだけでは、じん臓に余計な負担がかかります。まん性じん臓病にかかる危険性が増したり、体が弱ってくると消化吸収されなかった成分

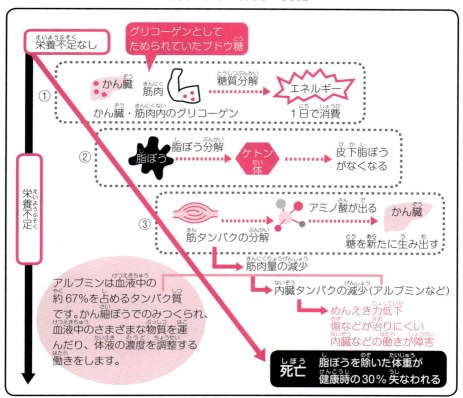

● 栄養不足時の体内の変化 ●

によって大腸にも大きな負担がかかったりします。

　栄養が足らない状態が続くとのび盛りの子どもでは、筋肉がやせ細るだけでなく自分の体を守ろうとする働き（めんえき機能）が弱くなります。勉強に身が入らない、やる気が出ない、動きたくない、かぜを引きやすいというように元気が出ません。血行不良、はだあれ、不みん（ねむれなくなる）、骨折などのさまざまな不調症状や病気が起こりやすくなります。

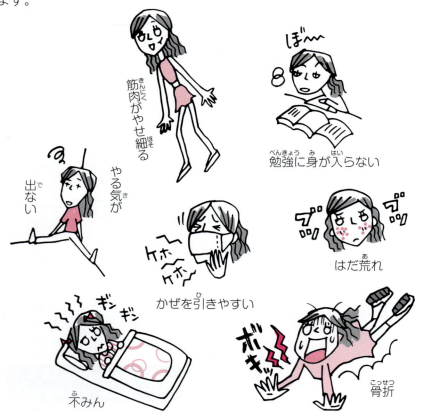

5 栄養失調症

おとなになると、サルコペニア(筋肉の量が減少)、骨折(骨そしょうしょう症)、認知症などへのえいきょうもあります。これらを予防するには、好ききらいなく食べることと適度な運動習慣が必要です。

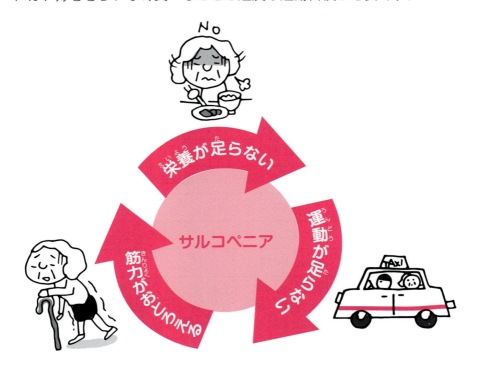

豆知識　認知症

性格や感情、言葉などの働きが、脳の障害でうまくできなくなること。物忘れをしたり、言葉が話せなくなったり、性格が変わってしまったりする。

● ミネラルの種類と足らないと起こること ●

分類		ミネラルの名前	足らないと起こること
必須ミネラル	主要元素	ナトリウム	つかれやすい、食欲がなくなる、はく、意識がもうろうとする、筋肉が痛くなる、熱が出たりけいれんを起こしたりする。
		塩素	食欲がなくなる、食べ物の消化が悪くなる。
		カリウム	力がぬける、食欲がなくなる、脈のリズムがおかしくなる。
		カルシウム	骨の発育が悪くなる／骨そしょう症、テタニー（けいれん）、てんかんなど。
		マグネシウム	血のめぐりが悪くなる。
		リン	骨の病気、ホルモンの異常（副こう状せん機能こう進症）。
		イオウ	とくにない。
	ミネラル名	鉄	鉄の足らない貧血。
		亜鉛	貧血、ぬけ毛。
		銅	貧血、ぬけ毛、皮ふのぶつぶつ、傷がなかなか治らない、うつ症状、病気に抵こうする力の低下、味を感じなくなる、おなかの赤ちゃんの体が変形する。
		マンガン	骨の病気、成長がおくれる。
		コバルト	治りょうが難しい貧血。
		クロム	糖を分解する能力が低くなる、糖尿病、コレステロール値の上しょう。
		ヨウ素	こう状せんのしゅよう。
		モリブデン	成長のおくれ。
		セレン	心臓の筋肉の障害。

● ビタミンの種類と足らないと起こること ●

ビタミンの種類		足らないと起こること
脂ようせい（水にとけにくく油（脂）にとけやすい）ビタミン	A	夜に目が見えづらい、成長がおくれる。
	D	くる病（骨の病気）、骨がやわらかくなる、筋力が弱くなる。
	E	流産、不にん、手足の先の神経障害を受ける、貧血、ぬけ毛。
	K	血が止まらない。
水よう性（水にとけやすい）ビタミン	B₁	かっけ、体の表面や内臓の神経の障害、脳の神経の障害。
	B₂	くちびるの両はしの部分が赤くはれたり切れたりする、口の中や舌がはれる、ひふがはれる、なみだが出る、かくまく（黒目のまわりのところ）に血管ができる。
	B₆	けいれん、物事を知ったり覚えたり考えたりできなくなる、皮ふがはれる、貧血、くちびるの両はしが赤くはれたり切れたりする。
	B₁₂	貧血、体の表面や内臓の神経の障害、背骨の障害、物事を知ったり覚えたり考えたりできなくなる。
	ニコチン酸	意識の障害、物事を知ったり物事を知ったり覚えたり考えたりできなくなる、筋肉が硬くなる、皮ふが熱をもったりはれたりする。
	葉酸	赤血球が大きくなっている貧血、げり、舌のはれ。
	パントテン酸	足が熱っぽくなる、手足がしびれる、立ち上がったときにくらくらする。
	ビオチン	筋肉痛、皮ふのはれ、舌のはれ、はきけ、はきもどし。
	C	体のあちこちで出血する。

4. 栄養状態が悪いとおとなになるとどうなるか

1 サルコペニア

サルコペニアとは、筋肉量が減った状態のことです。年を取ることや毎日くり返し行う行動（生活習慣）のほかに、エネルギーやタンパク質の取り入れが足らないと栄養が不十分な状態になって筋肉量が減ります。全身の筋力がおとろえると速く歩けなくなったり（青信号の間に横断歩道をわたりきれない）、物をつかむ力がなくなったり（ペットボトルのキャップが開けにくい）、転びやすくなったり、骨折しやすくなるなどが起こります。

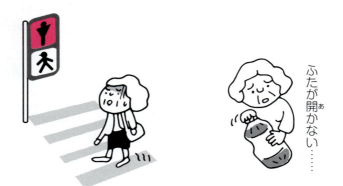

激しい運動をするときはタンパク質の分解がいっそう進むため、食品からの取り入れを増やします。若くても栄養が足らず運動しない生活では、筋肉が減る場合があります。運動が足りない状態が続くとタンパク質がうまく使えなくなり、ますますたくさんの量が必要となるからです。

5 栄養失調症

　タンパク質は筋肉を育て、強くする効果があります。タンパク質が使われるためにはビタミンB群が欠かせません。マグロやカツオなどにふくまれるビタミンB_6はタンパク質の形を変えたり何かと結びつけたりするのに役立っています。

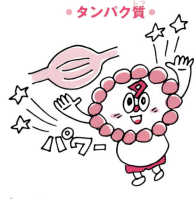

●タンパク質●　●ビタミンB_6●

マグロ　カツオ

　取り入れたエネルギーの量が十分で、適度な運動をしている場合は、タンパク質は優先的に体を作るために使われます。タンパク質から筋肉をむだなく作ろうとするのであれば、糖質、脂質、タンパク質などをバランスよく取り入れなければなりません。

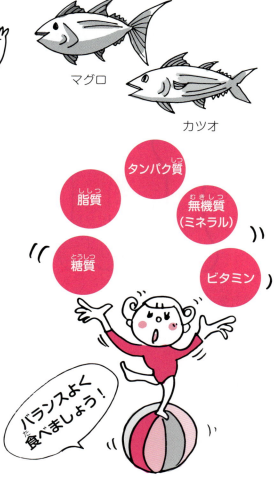

バランスよく食べましょう！

2 骨折

　骨密度を上げて骨を強くするには、骨の中にカルシウムを定着させる必要があります。あみ状になった骨タンパク質に、カルシウムがはまり込みます。骨密度が低下するのは、あみ状のタンパク質が減っていくため、カルシウムの流出が増えるからです。年を重ねるとともに、タンパク質を取り入れて合成する力が低下してきます。筋肉がおとろえるにつれて、骨タンパク質量も少なくなります。これが減ることで、カルシウムが骨内にとどまることができず、骨密度は低下していきます。

●骨たんぱく質の仕組み●

骨密度　高い　　　　　　　　　低い

骨折

骨からカルシウムがとけだすと骨に"す"が入ったようにもろくなり骨折しやすくなります。

　カルシウムが少ないと骨そしょう症といって、骨がちゃんと作られなくなります。長い間足らない状態が続くと血液中にカルシウムが必要以上にとけだします。

カルシウムの多い食品は、ししゃも、わかさぎ、にぼし、干しえび、ひじき、ワカメ、大根菜、かぶ菜、小松菜、えんどう豆、牛乳、ヨーグルトなどです。

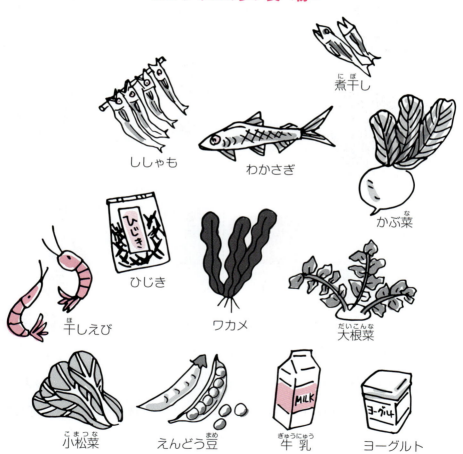

・カルシウムの多い食べ物・

骨タンパク質はコラーゲンでできています。「コラーゲン」はタンパク質の一種で、皮や骨、けんなどの組織と組織をつなぐ働きがあるので骨折を防ぎます。手羽先、牛すじ、サケ、ブリ、サバの皮を含めて、ビタミンCや鉄などと一緒に取ることで効率よく吸収できます。ビタミンCが豊富な果物、野菜、イモ、鉄が豊富なレバーや牛肉、貝、卵、豆、野菜、海そうと組み合わせます。

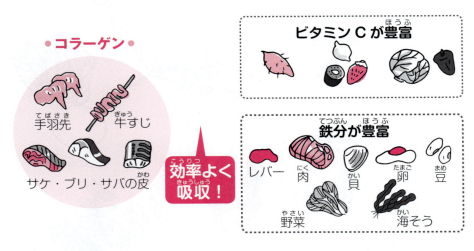

カルシウムの吸収をいっそう進めるにはカルシウムとリンは同じ量が望ましいとされています。しかし、肉や魚かい類を食べすぎたり、加工品に多い食品てん加物を取りすぎたりすると、吸収は低下します。カルシウムを多く取りすぎると、マグネシウムは体の外に出されてしまいます。骨を丈夫にするには、ビタミンD、ビタミンKも忘れてはなりません。

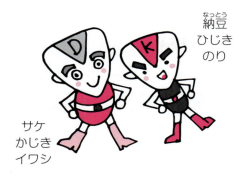
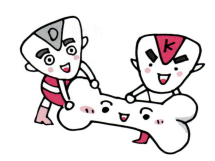

3 認知症

　認知症は年を取ったら起こることの一つであり、だれでも年を重ねるにつれてゆるやかに脳の働きはおとろえます。かたよった食生活も原因の一つです。タンパク質と脂質の不足が、考えたり覚えたりする力のおとろえをいっそう進めるとも言われています。

　タンパク質は脳そのものやその働きをスムーズにするための体内の組織の原料に、脂質は脳に栄養と酸素を運ぶ血管を柔軟にします。脳をつくっている物質は6割以上が脂質で、その多くを占めるのがDHA（ドコサヘキサエン酸）やEPA（エイコサペンタエン酸）などの脂質です。これらは、

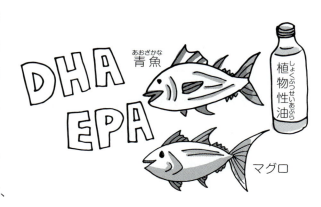

青魚、マグロ、植物性油などに多くふくまれています。

脳の働きで、とくに重要な役割を持つアセチルコリンや、ねむりの質を高めて心を安定させるセロトニンの原料になるのがトリプトファンです。トリプトファンは良質なタンパク質(魚、肉、卵、大豆、乳製品など)に多くふくまれています。

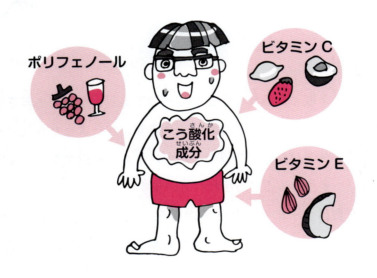

酸素が起こす害のある反応を弱くしたり、取り除く成分(こう酸化成分)であるポリフェノール、ビタミンC、ビタミンEは、細ぼうにダメージを与える活性酸素から脳や体を守ります。これらは、果物や野菜に多くふくまれます。葉酸は、動脈が硬くなるように仕向けたり、認知症のひとつであるアルツハイマー病になる危険度を高めたりするホモシステインを無害にしてくれます。ホモシステインは年を取るととも

に増えるため、葉酸は認知症予防に欠かせない成分です。さらに、重要な神経伝達物質のもとであるトリプトファンを分解する過程でも大切な働きをします。主にブロッコリー、モロヘイヤ、枝豆などにふくまれています。

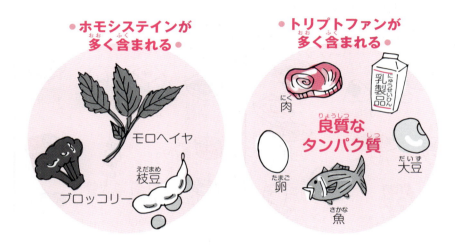

5. 栄養失調を防ぐには

　食べ物にふくまれる栄養素は、多いもの、少ないもの、ないものが存在します。いろいろな食品を組み合わせて食べないと不足して害が出てくるわけです。若いころから好ききらいをなくし、食べられる物を増やしていくことが大切です。栄養素を意識してバランスよく食べる知識を増やす必要があります。

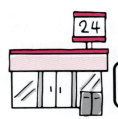

コンビニで買える組み合わせ

1 主食、主菜、副菜を組み合わせるには

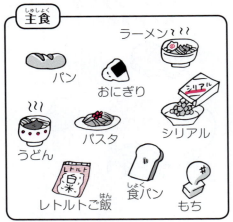

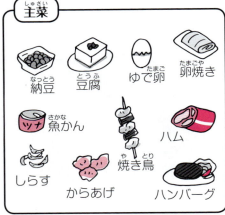

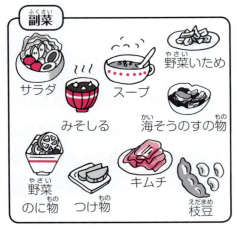

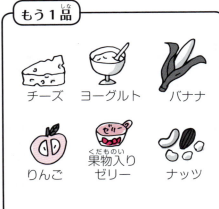

2 できあいのものを選ぶには

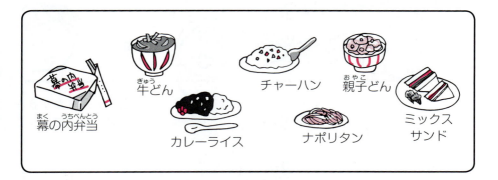

【 コンビニエンスストアでも買える組み合わせ 】

　できあいのものをじょうずに選ぶことで栄養を整えるコツを紹介しましょう。できるだけ主食、主菜、副菜の組み合わせにします。そして、好きだからと同じものばかり選ばないようにしましょう。

執筆｜太田百合子
（東洋大学　ライフデザイン学部生活支援学科・管理栄養士）

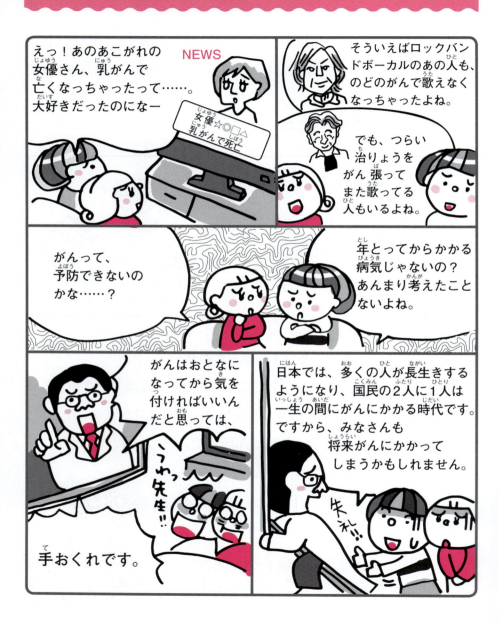

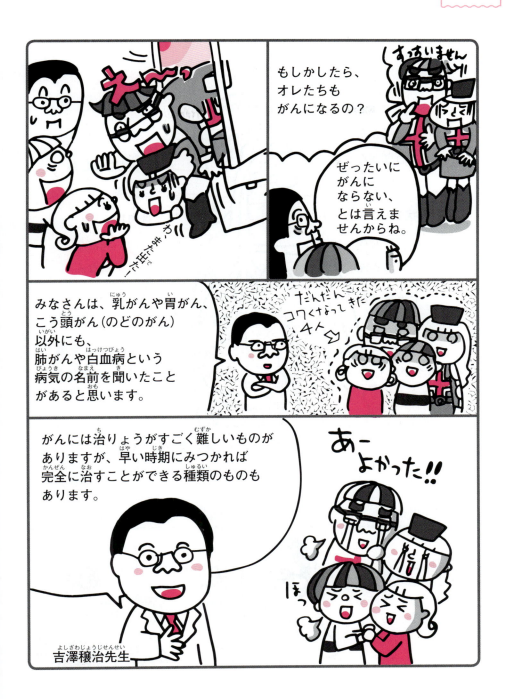

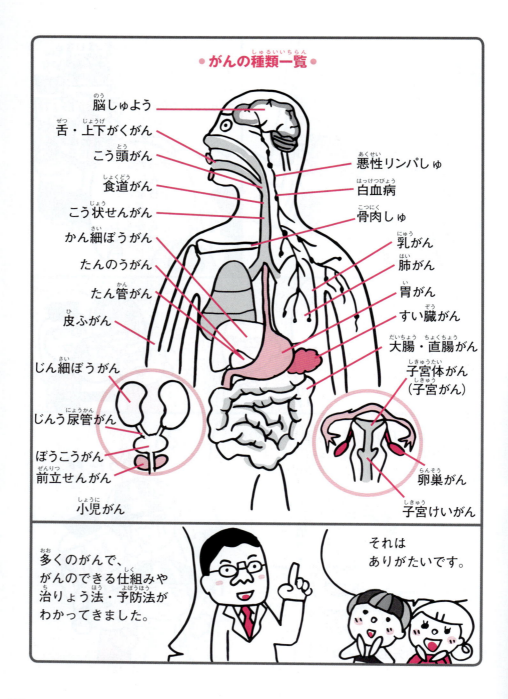

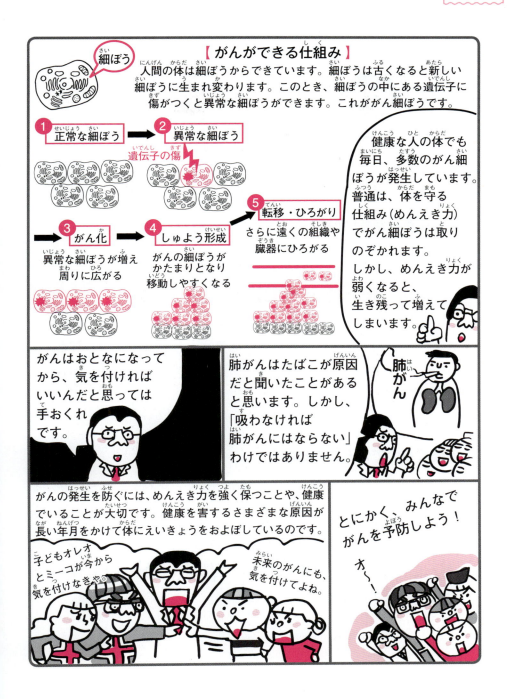

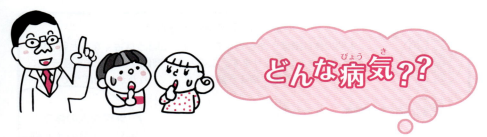

1 どんな病気?

1 どんながんが多いの?

●2013年のがんになった場所の多い順番●

	1位	2位	3位	4位	5位
男性	胃	肺	大腸	前立せん	かん臓
女性	乳ぼう	大腸	胃	肺	子宮
男女計	胃	大腸	肺	乳ぼう	前立せん

(地域がん登録全国推計によるがん罹患データより)

2 何歳ぐらいでがんになるの?

　男性では　胃がん・肺がん・大腸がんが多く、年れいとともにかかる率は高くなってきます。女性でも年れいとともに乳がん・大腸がん・胃がんにかかる率は高くなります。女性では男性よりも若い30〜50歳で乳がんや子宮がんにかかる人が多く、この年代では男性よりもがんにかかる割合が高くなります。

6 がん

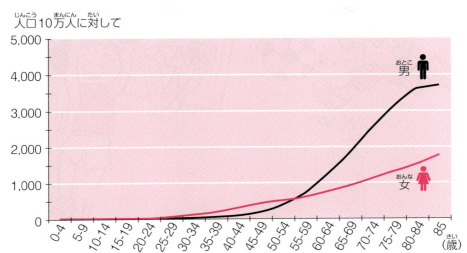

●年れいによるがんになった人の割合●

(国立がん研究センターがん対策情報センター．地域がん登録全国推計によるがん患者データ，2013より)

2. 予防できるの？どんな方法があるの？

　みなさんが今できるがんの予防法にはどのようなものがあるでしょうか？小学生のみなさんに大切なことは、運動と食事です。

1 運動

　体育の時間や休み時間に校庭で体を動かしたり、スポーツをしたりすることはとてもいいことです。元気に運動場を走り回ったり、バスケットボールやサッカーなどのスポーツで体を動かしたりしていますか？男女共に、体を動かすことが多い人ほど、がんになりにくくなります。男性では大腸がん・かん臓がん、女性では胃がんになるおそれが、体を

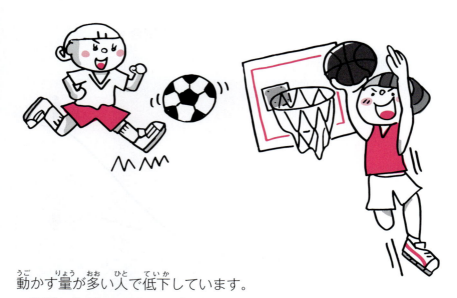

動かす量が多い人で低下しています。
　毎日、学校から帰って家の中でゲームばかりしている習慣が小学生のころからついてしまうと、これを改善することはとても難しいのです。また、ゲームをしながらおやつや糖分の多い飲み物を取りすぎると、肥満にもつながります。

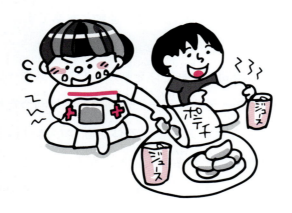

小学6年生（11歳）では男児の10.08％、女児の8.31％が肥満です。肥満を改善することはがんの発生率を下げることになります。それではやせているほうががんにならないのかというと、そうではありません。グラフのように、やせすぎていることもがんの起こりやすさを高めることにつながります。

● 肥満度の値（肥満指数、BMI）と死亡の危険度との関連 ●

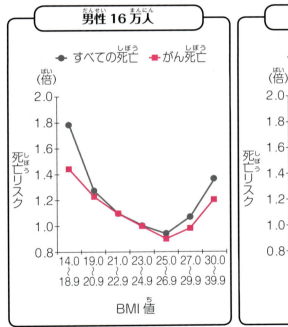
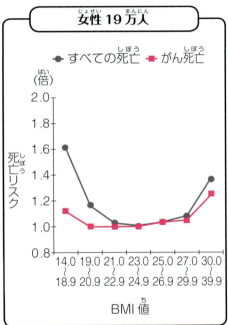

（社会と健康研究センター予防研究グループ．肥満指数（BMI）と死亡リスクより）

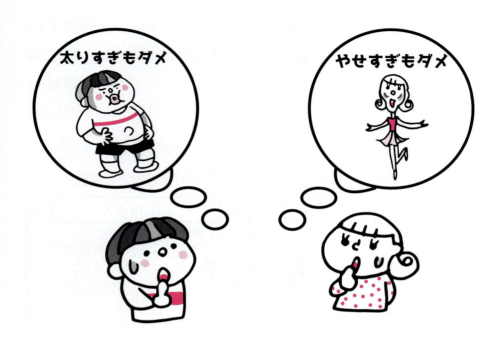

芸能界で活やくするアイドルやモデルのようなスタイルを目指して、食事の量を度を超えて少なくしてやせようとすることは、健康によくないので、やめましょう（p. 96　栄養失調症）。

2 食事

毎日の食事も大切です。とくに、次の2つに注意して食事をしましょう。
- 塩分をひかえめにする。
- 野菜と果物を食べる。

【塩分】

日本人は食塩を取る量が多く、これが原因で胃がんになる危険がとて

も高くなります。食塩はがんだけでなく、高血圧にも大きなえいきょうがあり、一日に6g以下がすすめられています(p. 37)。小学生では、6gを目安にするとよいでしょう。こい味のものを食べる習慣をつけないようにしましょう。

● 食塩のめやす ●

	男性	女性
	1日の目標の量	1日の目標の量
1〜2歳	3.0g 未満	3.5g 未満
3〜5歳	4.0g 未満	4.5g 未満
6〜7歳	5.0g 未満	5.5g 未満
8〜9歳	5.5g 未満	6.0g 未満
10〜11歳	6.5g 未満	7.0g 未満
12〜14歳	8.0g 未満	7.0g 未満

　次に食品に入っている食塩の大まかな量を表にしました。思ったよりも多くの食塩が含まれていると思いませんか？もちろん、食塩は体に不可欠なものですので、まったく取らないといったようにかたよったことをしてはいけません。あくまでも取りすぎが体にとってはいけないのです。インスタント・ラーメンでは、スープに塩分が多く含まれているので、これを全部飲みほしてしまうと、多くの食塩を取ることになるので、注意しましょう。

● 食品の塩分量 ●

食品	塩分の量	食品	塩分の量
ハンバーガー	1.4～3.0g	梅干し　中(10g)	2.2g
コンビニ弁当	3.0～5.0g	インスタント・ラーメン	めん：2.0g かやく：0.8g スープ：1.4g
ラーメン	5.0～6.0g	魚肉ソーセージ	2.1g
牛どん	3.0～4.0g	ポテトチップ 1袋	0.9～1.1g
おにぎり　2個	2.5～3.0g	みそしる	1.2～1.5g
たくあん　1枚(10g)	1.2g		

【野菜・果物】

　食道がん・胃がん・肺がんについては野菜・果物を取ることでがんの危険が低くなることが知られてます。野菜をたくさん食べることは、他の生活習慣病の予防にもなるので、毎日意識して取るようにしましょう。めやすとして、1日に350ｇの野菜を食べることが必要です。350ｇとはどのくらいでしょうか？　イラストにあるように思ったよりたくさん食べる必要があります。もちろん野菜ジュースとして取ってもいいです。

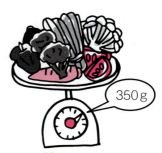

350ｇ
1日のめやす

　このほか、食事で知っておいてほしいこととしては、熱いのものを急いで食べると食道がんの危険性が高くなるということです。食道のねんまくがやけどをすることによって、食道がんになる危険性を高めるので、このことにも注意をしましょう。

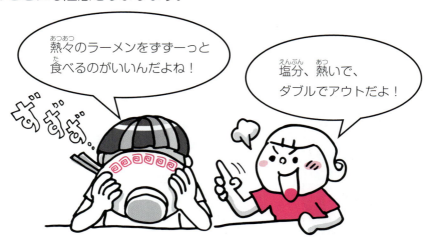

3 そのほかのがん予防に大切なこと

【「たばこを吸わない」、「お酒を飲みすぎない」こと】

　小学生のみなさんで、たばこを吸ったり、お酒を飲んだりしている人はいないと思いますが、将来いちばん注意してもらいたいことが、たばことお酒です。

①たばこ

　たばこを吸っている人がなりやすいがんとしては肺がんがよく知られています。胃がん・かん臓がん・すい臓がん・ぼうこうがん・子宮がんなども、たばこが原因と関係があることが科学的にわかっています。たばこを吸うきっかけは、好奇心や周囲の人たちからのすすめであることが多いようです。

　たばこを吸い始めたきっかけを聞いてみると、「おとなになった気持ちがする」「おもしろ半分で」「かっこいいから」、「友達にすすめられた」などです。周りの人の意見にまどわされずに、悪いさそいには勇気をもって断れるようになりましょう。

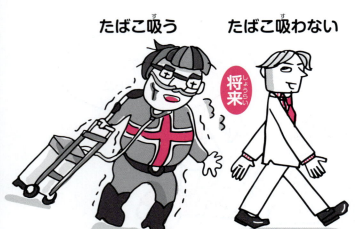

また、たばこを吸っている人の周りの人も肺がんになりやすいことが知られていて、公共のしせつでは禁えんや分えんがおこなわれるようになってきました。

② お酒

お酒は、食道がん・大腸がんの発生に関係が深いことがわかっています。その一方で、「酒は、百薬の長（適量の酒はどんな良薬よりも効果がある）」と言われていて、実際にちょうど良い量のお酒を飲むことで、LDL（悪玉）コレステロールの増加を防ぎ、HDL（善玉）コレステロールを増やすことや、血液が血管の中でつまりにくくなるため、心筋こうそくや狭心症など虚血性心疾患を予防する効果が確かめられています。1日にビールびん（大びん：633mL）で1本まで、かんビール（350mL）では1.8本、ワインはボトルの1/3、日本酒1合程度（およそ180mL）が適量と考えられています。

・ちょうどよいお酒の量・

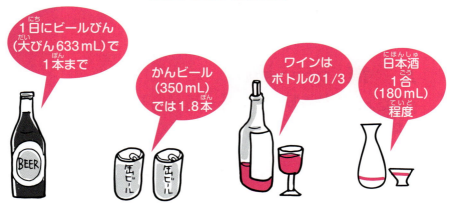

このほかに、女性では子宮けいがんの原因がウイルスであることがわかりました。ウイルス感せんを防止するためのワクチンが開発され、ワクチン摂種がすすめられています。

　胃がんは、ヘリコバクターピロリという細きんが関係していると言われています。病気を起こす細きんの成長を止める薬（こう生物質）によって除きんすることで、予防できます。

【正しい情報かどうかを見きわめること】

　みなさんの多くは、わからないことがあったら、まずインターネットで調べると思います。でもインターネットの中には、本当に正しい情報だけが公開されているわけではありません。とくに、病気や健康に関してはまちがった情報も多く、それを信じてしまいがちです。誤った治りょう法などを信じてしまうと、救

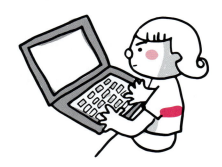

豆知識　ワクチン接種

感染による病気の予防に用いる薬を体に取り入れます。病気のもとの毒をなくしたり、毒の力を弱くしたりして作る。それを体に取り入れることで、体の中に病気の原因に対こうできる物質をつくり、感染による病気に対して自分で治せる力を得ます。

える命を失ってしまいかねません。

　この本では正しい情報のひとつとして、国立がん研究センターがん情報サービスから配信されている、「科学的根きょに基づくがん予防」を参考にしています。また、アメリカがん研究協会(The American Institute for Cancer Research：AICR)のがん予防ガイドラインなども参考にしています。

　情報を発信している組織がどこなのか？最新の情報であるのか？なども気をつけてみましょう。

３. がん検診

　これまでがんの予防についてお話ししてきましたが、もうひとつ大切なことに「がん検診」があります。

　がん細ぼうが分かれていって、1cmの大きさのがんのかたまりになるには10年から30年かかります。また、1cmのがんの細ぼうの数は10億個くらいあります。そうかと思うと、1cmのがんが2cmになるには1～2年しかかかりません。

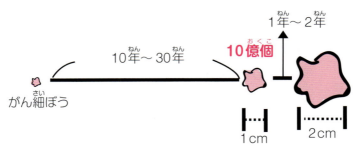

そして、大きくなると全身へがん細ぼうが広がり（転移と言います）、治りょうが難しくなります。このため、予防とともに早い時期に発見して、治りょうを開始することが重要です。

　がん検診としては、肺がんでは胸部Ｘ線検査（レントゲン写真）、胃がんでは胃バリウム検査や胃カメラ、大腸がんでは、便に血液が混じっていないかをみる便せん血検査や大腸カメラ、乳がんではマンモグラフィーというＸ線検査やちょう音波検査、子宮けいがんでは細ぼう診検査などがあります。

　がんを発生する人が多い年齢で検査を始めることが大切ですので、市町村からの検診のお知らせなどに注意して、案内があった場合には、時間を作って検査を受けることが大事です。

● がん検診の内容と受ける年齢と受ける時期 ●

種類	検査項目	対象者	受診間かく
胃がん検診	問診、胃部バリウム検査または胃内視鏡検査のいずれか	50歳以上	2年に1回
子宮がん検診	問診、視診、子宮けい部の細ぼう診および内診	20歳以上	2年に1回
肺がん検診	問診、胸部Ｘ線検査およびかくたん細ぼう診	40歳以上	年1回
乳がん検診	問診および乳房Ｘ線検査（マンモグラフィー） ※視診、触診はおすすめしない	40歳以上	2年に1回
大腸がん検診	問診および便せん血検査	40歳以上	年1回

❹ がん治りょう

　がんの予防・がん検診をしていても、検診していない種類のがんにかかってしまうこともあります。日ごろの体調の変化を、日々のつかれやただのかぜだと軽くみずに、気になることがあった場合には、医療機関を受診するようにしましょう。

　そのためには、日ごろから健康について気軽に相談できる先生（かかりつけ医）をもつことが大切です。家の近くのクリニックや診りょう所の先生に、小さい時からかかっていると、いろいろなことで相談に乗ってくれるでしょう。

　私のところに小さいころからかかっている子どもたちが、高校・大学の受験をむかえるようになると進路相談にくることもあります。

　実際にがんの治りょうとなると、かかりつけ医のいる診りょう所ではおこなえないので、大きな病院へ紹介してくれます。大きな病院では手術・放射線治りょう・こうがん剤治りょうなどをおこないます。

がんの治りょう

外科手術

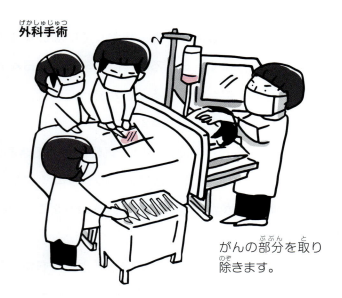

がんの部分を取り除きます。

放射線治りょう

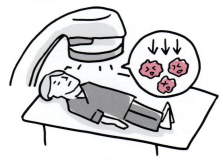

放射線をがん細ぼうに当ててやっつけます。

薬物治りょう・化学りょう法

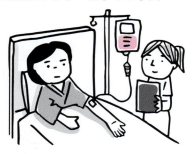

薬の力でがん細ぼうが増えたり、体のなかでほかの部分に移ったりするのを防ぎます。

5. 大切な家族ががんにならないために

　がんにならないようにするためには予防が大切なことがよくわかったと思います。まず、周りに予防をしていない人がいたら、教えてあげてください。そして、がん検診に行っているかを確かめてみてください。「健康だから大丈夫よ」とか、「もしがんだったらこわいから行かない」などと言うかもしれません。でも、あなた方が、「お父さん、お母さん、おじいちゃん、おばあちゃんががんになったら悲しいから」と言って、お願いしてみてはどうでしょうか。そして、食事や運動について、いっしょに考えてみてください。

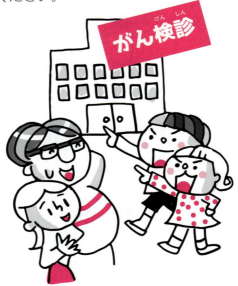

執筆｜吉澤穣治（東京慈恵会医科大学附属病院　小児外科）

7 むし歯・歯周病

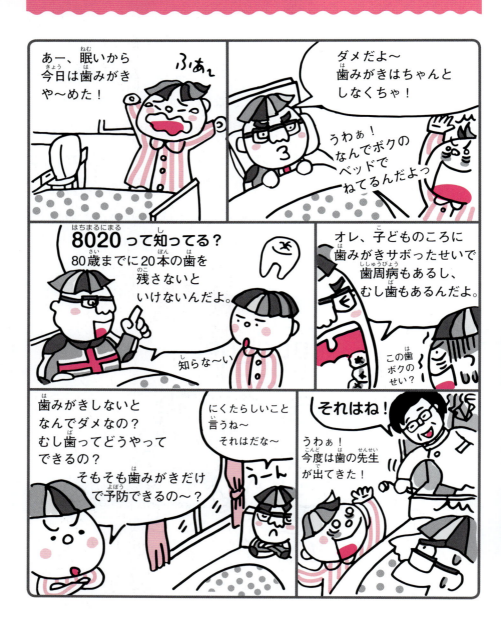

7 むし歯・歯周病

むし歯は歯こう（細きんのかたまり）、あまいものを食べること、歯の質、歯並び、だ液の出る量と質などが複雑にからみ合ってできます。

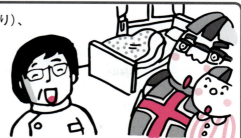

むし歯の原因と要因

食べ物と食べる習慣
あまいものを食べたり、食べる回数が多かったりすると細きんのかたまりである歯こうのpH（ピーエイチ）が低くなります。pHが低下して酸性にかたよより、歯をとかし、むし歯をつくります。

病気の原因となるきん
むし歯の原因は、ストレプトコッカス・ミュータンスというきん。これは歯こうやだ液（つば）の中にすんでいて、砂糖などあまいものから酸をつくって歯をとかします。

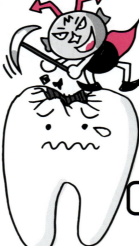

歯並びや歯の質
歯並びが悪いと歯みがきできれいにそうじできず、歯こうがたまってしまいそれがむし歯の原因になります。また歯の質は歯こうがつくる酸へのていこうする力に関係があります。

だ液（つば）
だ液が少ないと、細きんが流されずに歯こうをつくり、むし歯になりやすくなります。

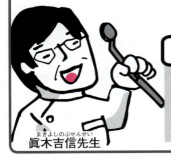

眞木吉信先生

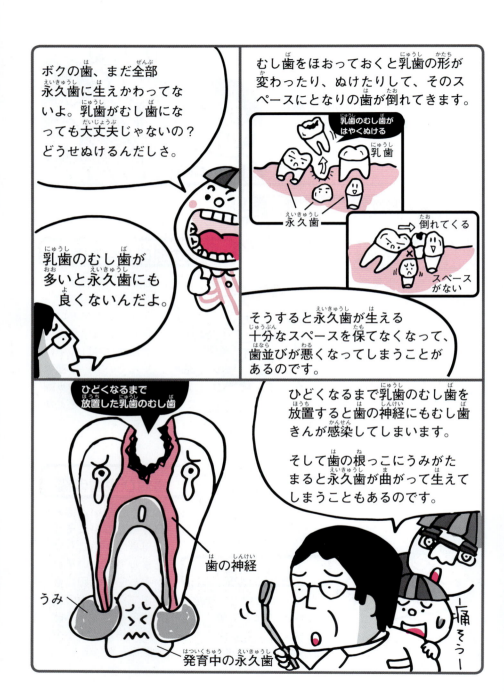

7 むし歯・歯周病

歯周病もコワいんですよ〜
歯周病は歯周炎と歯肉炎の2つに分けることができます。

歯周病の最大の原因はむし歯と同じ細きんのかたまりである歯こうです。特に歯と歯ぐきの間についた歯こうが問題です。

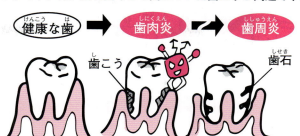

子どものときは歯肉炎までです。おとなになると歯と歯ぐきの間にポケットができて、酸素のないところで生きているきんが多くなります。そして、石のように硬くなった歯石をつくります。歯石中の細きんは死んでなくなりますが、歯石があると、その上に歯こうがたまりやすくなり歯を支える骨をとかして、歯周炎を起こします。

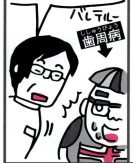

歯周病の危険をつくる原因は……

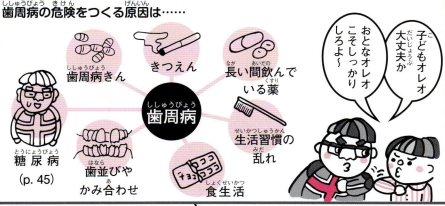

むし歯や歯周病にならないようにフッ素で歯を強くし、歯みがきで歯こうを取り除きましょう。

今からでも遅くない！

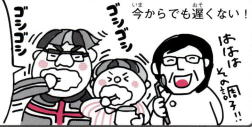

※炎（えん）というのは炎症（はれたり、熱をもったり）すること。

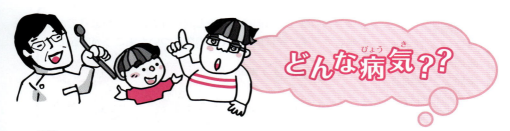

1. 歯と口の役割〜歯は健康の見える窓、口は体のげん関

わたしたちの体のげん関は口です。食べ物や水分を取り入れたり、声を出したりする役割をもっています。

歯は食べ物をかみ切ったりくだいたりして、胃の中に送りこむ役目を果たしています。歯と口は生命を保つためにとても重要な器官です。

口や歯は外からのぞくことができるので、胃や腸のような内臓とちがって、"健康の見える窓"でもあります。

● 口の中のつくり ●

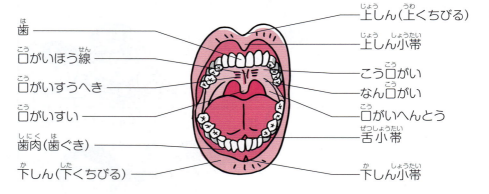

7 むし歯・歯周病

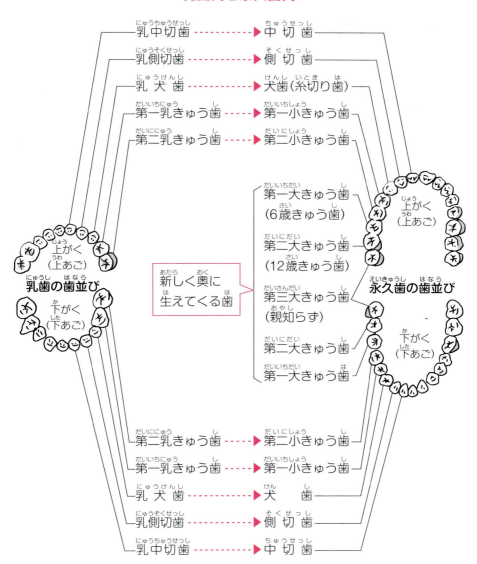

1 食べ物を取り入れ、かみ、飲み込む

口の中に入った食べ物は次のような順序で、胃の中に送りこまれます。

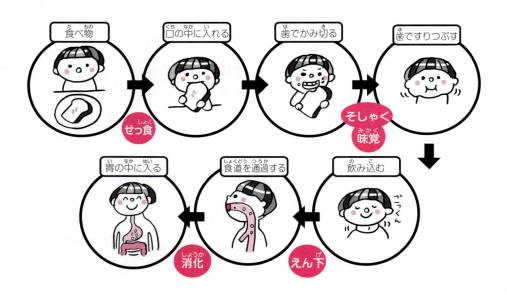

食べ物は口の中に入ってから、歯でかんだりすりつぶしたりしたあと、飲みこむことによって、最初の消化器である胃に送られます。口と歯は、食べ物が胃で消化されやすいように重要な働きをするのです。

これらの働きがうまくいくように、口と歯以外にもくちびる、舌、かむことを助ける筋肉（そしゃく筋）などのたくさんの器官が力を合わせて働いています。

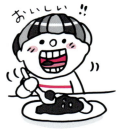

かむ飲む

2 言葉を話す

人間は言葉で自分の気持ちを相手に伝えることができます。（なんらかの病気や障害で言葉を発することができない人は、表情や口を動かすことで自分の気持ちを伝えることができます）。

言葉を話すときは、食べるときよりもくちびるや舌が複雑に働きます。そのほかにも歯をふくめたいろいろな器官がうまく働き合って言葉を発することができるのです。

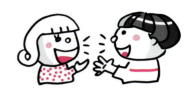
言葉を話す

3 呼吸を助ける

空気は主に鼻を通して肺に入ってきますが、口からも空気は取りこまれていきます。鼻の病気や鼻がつまったときに、口を閉じていると呼吸が苦しくなったり、呼吸がしづらくなったりするために鼻の代わりをします。しかし口呼吸が習慣になると、歯の健康にも良くないえいきょうが出てきます。

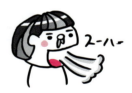
呼吸を助ける

4 ストレスの発散

食べ物の味を感じられ、おいしく食べられると満足が得られ、精神的に満たされます。

5 感情の表現

顔の表情に関係する笑う、おこる、悲しむ、喜ぶなどの感情は顔に現れます。そのときは顔の表情に関係する筋肉が働きますが、その中でも口の働きがいちばん表情を豊かにしています。笑った顔、おこった顔などを鏡に映してみると口元がおもしろく変化していることがわかります。

●若い人と高れい者の表情による口元のひかく●

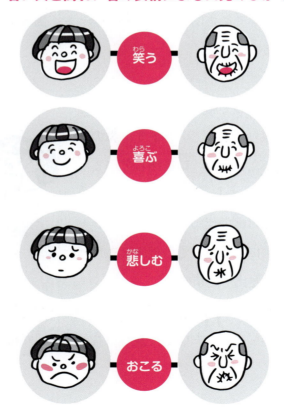

2. かむこと

覚えておこう！「よくかむことは『あいなのだ』」。「あいなのだ」は、健康な歯でよくかむことの意義を頭文字にした標語です。

あ……あごへの働きかけでしっかりとした、歯周組織（歯を支える組織）と歯そう骨（歯と歯ぐきを支える骨）をつくる。

い……胃腸での消化・吸収を高める。

な……なんでも食べて生活習慣病予防。

の……脳への活発なしげき。

だ……①だ液の効果、②ダイエット効果

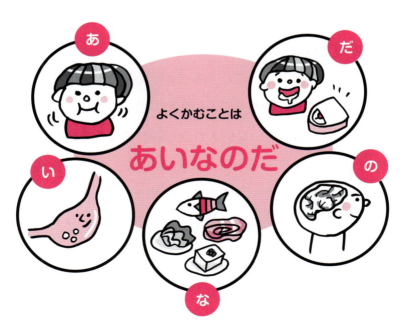

🔢1 あごと体全体の働き

　食べ物をしっかりかめるということは、おいしく食べられるだけではなく、あごにも良いえいきょうを及ぼします。

　また、最近ではかみ合わせと運動能力に関係があることも報告されています。さらに、かみ合わせのしっかりした人は体の重心も安定し、片足立ちのできる時間も長かったという調査報告がされています。

🔢2 胃腸での消化吸収を高める

　食べ物をしっかりかみ、だ液とよく混ぜ合わせることで食べ物を消化・吸収するこうそアミラーゼなどが働きます。こうそは、胃腸で消化、吸収する力を高めます。

🔢3 なんでも食べて生活習慣病予防

【全部自分の歯でしっかりかんでいる人の場合】

　上下の歯列でピンク色をしている部分が、しっかりかみ合わせをしているところ。広い面積にわたって高い圧力でかんでいるようすです。

【ぬけた歯があり、合っていない入れ歯（義歯）でかんでいる人の場合】

　上下の歯がなくなっているところを欠損歯と言います。欠損歯があったり、義歯が合わなかったりするとよくかめません。左の図と比べてみるとピンク色をしている面積がとても少なく、かみ合っている面積が少ないことがわかります。

●かみ合わせをコンピューターで分せきした図●

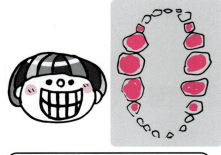

食べ物をしっかりかめている人

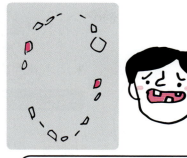

食べ物をしっかりかめていない人

● ……しっかりかみ合わせができているところ

歯の本数が少なくて、よくかめない人は、次のような特徴がみられます。
・食事のバランスが悪い。
・緑黄色野菜をあまり食べていない。
・肉類をあまり食べていない。

その結果、「生活習慣病」になる可能性が高くなります。

4 脳血流の増加

食べ物をよくかむ人は、脳に流れる血液量が増えて脳細ぼうをしげきすることが証明されています。よくかんで食べると脳に流れる血液の量が増え、脳をしげきして、認知症の予防の効果などが期待されます。

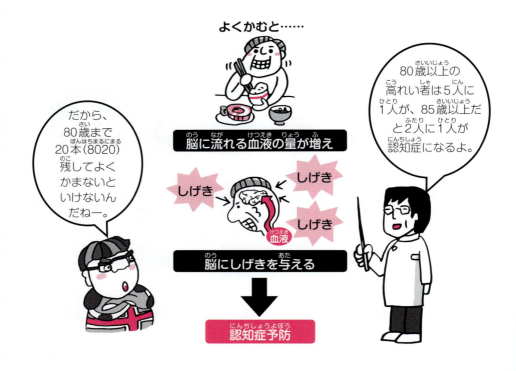

5 だ液の効果とダイエット

【だ液の効果】

　食べ物をよくかむことによって、だ液がたくさん口の中に出てくることも健康を保つひけつです。だ液の中にはむし歯や歯周病を引き起こすような細きんがいます。だ液には多くのめんえき物質（病気にかかりにくくなるような物質）が含まれていて、病気の原因となる細きんの働きをおさえたり食物の消化を進めたりします。だ液は、ヒトの健康にかかわる作用をしています。

【ダイエット効果】

食べたという満足感を覚えることで、適度なダイエット効果があると言われています。よくかむと、満腹ちゅうすう(満腹感を調整する脳の場所)をしげきし、少しの量の食事でも満腹感があります。

【フレッチャーさんのダイエット】

アメリカのフレッチャーさんという肥満で悩んでいた人が一口30回かむようにしたところ、30kgもやせ生活習慣病に打ち勝ちました。1910年代にこのフレッチャーさんが呼びかけた"よくかんで食べる"運動をフレッチャーリズムと言います。

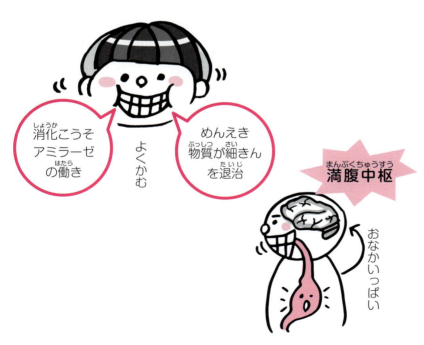

● たべもの

かむ回数	食品
100回以上	フランスパン　クルミ　タコのさしみ　ひもの
90回	レバー　ぜんまいにつけ　かりんとう
80回	ピーナツみそ　きざみキャベツ　メンマ　げそあげ
70回	ベーコンエッグ　皮つきリンゴ　らっきょう　レンコンにもの
60回	ゴボウにつけ　アジの開き　サンマの缶詰　サンマの塩焼き　肉るいのステーキ
50回	ポテトサンド　食パンみみなし　卵サンド　ウナギのかば焼き
40回	ごはん　チャーハン　カッパ巻き・てっか巻き・かんぴょう巻き
30回	たまごやき　ゆで卵　たきこみご飯　ナポリタン　ポテトサラダ・ツナサラダ・野菜サラダ・春雨サラダ
20回	焼きなす　だいこんかぼちゃに付け　麻婆豆腐　エビチリ
10回	冷ややっこ　ロールキャベツ　そば　桃のかんづめ

どのような食べ物がかみごたえがあるのか、みなさんも毎日の食事の中で考えてみましょう。

7 むし歯・歯周病

か回数表

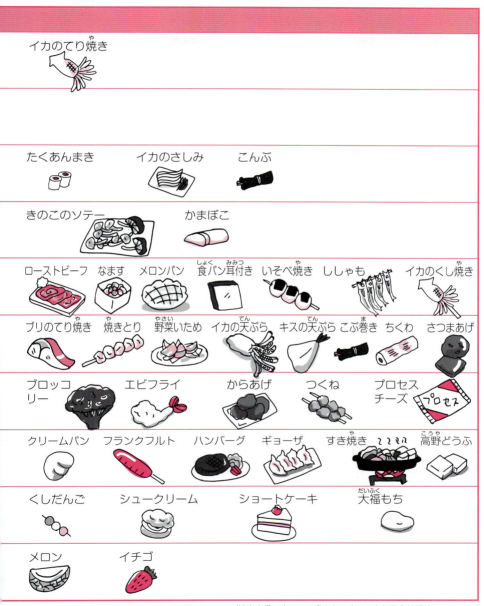

（眞木吉信．歯・口の働きとつくり．少年写真新聞社，2002より）

●昭和初期と現代の食事の比かく●

	昭和初期のメニュー	今どきのメニュー
こんだて	大豆のみそいため、根菜と油あげのにもの、たくあん、野菜のみそしる、麦ご飯	ハンバーグ　パスタ　ポテトサラダ、パン、プリン、コーンスープ
かむ回数	1,420回	620回
食事時間	22分	11分
エネルギー量	840kcal	2,000kcal

（神奈川歯科大学　斉藤滋教授の調査より）

豆知識　かむ回数〜昭和初期と現代の比かく

100年くらい前の昭和初期（1920年代）と現代を比べると食事時間・かむ回数ともに当時の半分になっています。それに対して取るエネルギー量は2倍以上に増えています。かむ回数表を見て、食事時間やかむ回数をチェックしてみましょう。

..やってみよう！..

健康防衛隊自由研究

今日は何回くらいかんだかな？

食べたものとかんだ回数を調べてみよう！

食べたもの	かんだ回数	食べたもの	かんだ回数
1日の合計回数	回	1日の合計回数	回

3. だ液の働き

だ液の中には、むし歯や歯周病を引き起こすような細きんがたくさんいて、食べ物のかすなども混じっていることから、「きたない」感じをイメージする人が多いかもしれません。しかし、だ液にはヒトの健康を守るためのすぐれた働きがあることも事実です。

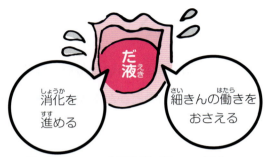

だ液の中に含まれる免疫物質が細きんを退治します。

1 だ液の発がん予防効果

同志社大学の西岡一先生は、ヒトのだ液の中にさまざまな細ぼうをがんに変える物質をひたし、その発がん性（正常な細ぼうをがん細ぼうに変化させる性質）の変化を調べました。結果は、図のようにだ液を加えなかった場合よりだ液を加えた場合のほうが、発がん性は50分の1から30分の1におさえられたと報告しています。

2 だ液のつくられ方

だ液は耳下せん、がっ下せん、舌下せんなどのだ液せんと呼ばれるところから口の中に出てきます。食べる、見る、におうなど、外のしげきによって分ぴつされる"しげきだ液"と安静時にいつも出ている"安静だ液"があります。

7 むし歯・歯周病

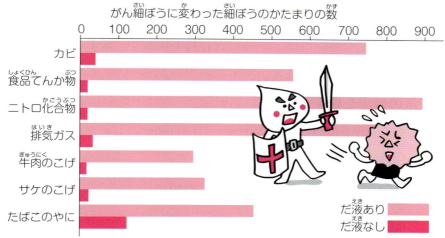

● 発がん性物質に対するだ液の毒消し効果 ●

(西岡一. あなたの食事の危険度. 農山漁村文化協会, 1985より)

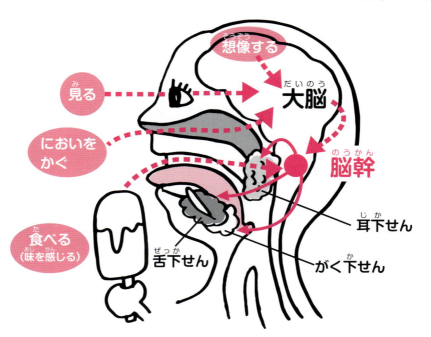

3 だ液の量

　だ液は健康な成人で1日1〜1.5L、食べ物を取らないときでも1時間に0.4mLぐらいは出ていると言われています。また、よくかむとだ液の分泌量が多くなります。

4 だ液の健康を増す効果

①食物の消化を助ける：アミラーゼという消化こうそが消化吸収を良くします。

②口の中の細きんの増加をおさえる：だ液中には、こうきんこう素のリゾチーム、ラクトフェリン、ペルオキシターゼ、分ぴつ型めんえきグロブリンAなどが含まれていて、これが細きんの発育をおさえる働きをします。

③食べ物をかみやすくする。

④食べ物を飲みこみやすくする。

⑤口の中のpH（酸性度）を一定に保ち、歯がとけにくい環境をつくる（だ液のかんしょう能）

⑥歯の硬さをもとにもどす（再石灰化作用）。

⑦口の中をきれいにする（洗浄作用）。

⑧発音をなめらかにする。

⑨がんを予防する。

7 むし歯・歯周病

> **豆知識** デンタルプラーク（歯こう）とは？
>
> むし歯と歯周病を引き起こす最大の原因が歯こう（デンタルプラーク）です。
> 「歯こう」のことを「プラーク」と言っていますが、正式には「デンタルプラーク」と言います。語源はデンタル（歯）、プラーク（額ぶちのかざり）からきており、歯に付いた細きんのかたまりのことを指します。デンタルプラーク1mgの中には億をこえる細きんがいると言われています。

④ むし歯と歯周病

1 歯科の2大しっかん（病気）―むし歯と歯周病

　歯・口にくり返し起こる病気が、むし歯と歯周病です。特に、むし歯は小学生・中高生に多く、小学生・中高生の47.06％の者がむし歯（治りょうしていない歯と治りょうした歯およびぬけてしまった歯をふくむ）をもっていることが明らかになっています（文部科学省．学校保健統計，平成29年度調査）。また、12歳児の1人あたり平均のむし歯の数は0.82歯となり、ヨーロッパやアメリカなどの先進国に比べて、少し多い状態です。また、この時期に発病する歯周病はほとんどが歯肉炎で、毎日の

正しい歯みがきによって予防と改善が可能です。これらの２大歯科しっかんの原因を知り、実際の予防の大切さと方法を理解しましょう。

2 むし歯の原因—カエスの３つの輪

　むし歯を予防するためには、どうしてむし歯ができるのか、その原因を知っておくことが第一歩です。アメリカの国立衛生研究所のポール・カエス博士は、むし歯の原因を図のような３つの輪を使って説明しています。

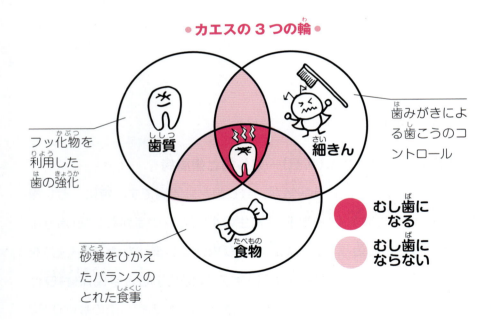

●カエスの３つの輪●

フッ化物を利用した歯の強化 — 歯質

歯みがきによる歯こうのコントロール — 細きん

砂糖をひかえたバランスのとれた食事 — 食物

むし歯になる／むし歯にならない

①歯の質や歯並び、だ液の性質などもともとその人が持っている特質。
②むし歯の原因となる細きんの存在。
③砂糖などに代表されるおやつや食事のえいきょう。

この３つの病気を引き起こすもとになる要素が重なったところにむし歯はできるとしています。逆に、このうち１つの要素でも欠けていればむし歯にはならないと言えます。このようにむし歯はいろいろな要素が原因で起こる病気です。けれども、たとえばフッ化物（フッ素）のように、１つの要素に対する強力な予防手段があれば有効なわけです。もちろん、図のような歯みがきによる歯こう（デンタルプラーク）のコントロールや砂糖をひかえることなどで、それぞれの原因となる事がらに対応させると確実に予防へと近づきます。むし歯の危険となる要素を科学的に判断して、原因に対する具体的な予防方法を学びましょう。

3 間食の回数と歯こうのpH（ピーエイチ）

間食としてあまい食べ物（砂糖などをふくむ飲食物）を取ると、歯こうの酸性度が歯をとかす境界のレベル（臨界レベル／pH5.5）以下になる時間の合計が長くなります。それだけ長時間、歯がとけ始める状態が起こっていることになります。図は、あまい飲食物をだらだらとたくさん取った人（Ａさん）と、時間を決めてきちんと取った人（Ｂさん）の一日の歯こうの中のpHの動きの変化を調べた実験結果です。

間食と歯こうのpHの変化

Aさんの一日

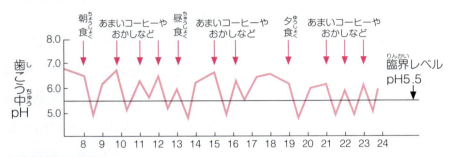

Bさんの一日

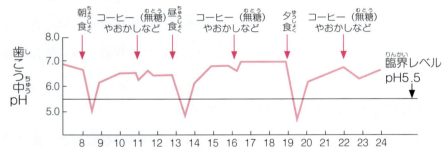

(眞木吉信. 口腔衛生学. 2002. より)

豆知識 pHとは

水溶液の性質(酸性・アルカリ性の程度)をあらわす単位です。中性はpH7です。これよりも低いと酸性、高いとアルカリ性です。酸性はリトマス試験紙が赤色、アルカリ性は青色になります。

5. 危険度(リスク)に合わせたむし歯予防

1 フッ化物(フッ素)

【フッ化物配合の歯みがきざい】

歯みがきざいには「化しょう品」と「医薬部外品」があります。フッ化物配合歯みがきざいは薬用成分としてフッ化物が含まれている「医薬部外品」で、むし歯の発生と進行を予防することが認められています。

【フッ化物による口の中の洗じょう】

フッ化物による口の中のブグブグうがいは、ドラッグストアなどで売っているフッ素洗口液を使って家庭や学校でできるむし歯予防の代表的なものです。

【フッ化物を歯面にぬる】

むし歯のリスクの高い人(ハイリスク)の場合は、学校でのフッ化物によるブグブグうがいや家庭でのフッ化物が入った歯みがきざいを使っての歯みがきに加えて、歯科医院で専門家によって定期的にフッ化物を歯面にぬってもらうことをすすめます。

2 シーラント

シーラントはむし歯予防てんそく法とも言われ、むし歯になりやすいかみ合わせのみぞを、むし歯になる前に合成樹脂で埋めてしまう方法です。乳歯と永久歯の奥歯が対象で、歯の生えた直後に歯科医院で実施し

てもらうのが効果的です。

3 砂糖の代用かん味料（キシリトールなど）

糖をとかした液でうがいした場合の歯こうの中のpHの最低値（酸性が強くむし歯になりやすい値）は、糖の種類によって違いがあります。

①最低になるもの（酸性が強いもの）：歯のエナメル質のとけ出す境界のレベル以下になるもの。砂糖、ブドウ糖、果糖。

②これに次ぐもの（酸性中等のもの）：臨界レベル前後のもの。熱を通したデンプン、乳糖。

③ほとんど下がらないもの（酸性が弱いもの）：ソルビトール、マルチトール、キシリトール、パラチノース、エリスリトール、アスパルテー

●糖の種類によるpHの値●

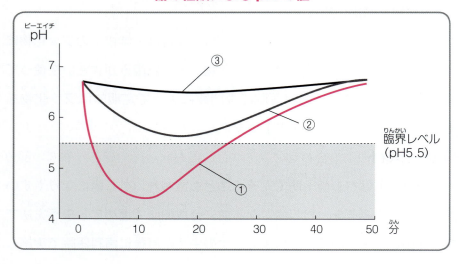

ム、生のデンプン。

これらの中で、キシリトールはあまさの度合いも砂糖(ショ糖)と同じで、清涼感のあるかん味なので、むし歯予防のために砂糖の代わりのかん味料としてガムなどに配合されています。

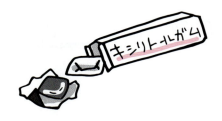

4 歯みがきとデンタルフロスによる歯こうの除去

口の中を衛生的な状態に保ち、大切な歯をむし歯の原因きんから守るためにも口の中のそうじ(歯みがき、ブラッシング、フロッシング)は欠かせないものです。

デンタルフロスは、歯ブラシだけではみがきにくい歯と歯の間をそうじします。少し値段は高くなりますが、ホルダー付きデンタルフロスもあります。ただし、歯みがきとデンタルフロスによる歯こうの取り除き方では、奥歯のかみ合わせのみぞなど、最もむし歯の起こりやすい部位の予防は難しいのです。そのため、フッ化物(フッ素)を配合した歯みがきざいを使ってフッ素の予防効果に期待します。また、シーラントなどほかの予防方法との組み合わせも欠かせません。

● ブラッシングの方法 ●

【 むし歯と歯肉炎を予防するための口腔清そう法のポイント 】

スクラッピング法 歯にブラシを直角に当てて、毛先を細かく動かします。
歯2本分を10〜20回みがきます。

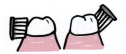
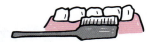

バス法 歯と歯肉の間にブラシの毛先を入れるつもりで、歯と歯ぐきの間に軽く押し当て、ふるわせるように小刻みに動かします。歯ブラシはやわらかいものを使いましょう。

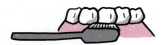

きゅう歯の奥のみがき方 **前歯の裏のみがき方** **たてみがき**

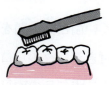

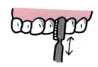

■ みがきにくいところ

たてみがきをします。口を軽くとじて、上の前歯は下に向かってかき出すようにみがきます。

歯並びの悪いところは、歯ブラシをたてにして1本ずつみがきます。

7 むし歯・歯周病

【デンタルフロス】 歯ブラシだけでは、みがきにくい歯と歯の間をそうじします。少し値段は高くなりますが、ホルダー付きデンタルフロスもあります。

デンタルフロスの使い方

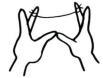
右の中指にフロスを巻き付け、人差し指と親指でフロスを持ちます。

フロスを歯の間にそわせながら、ゆっくりと歯と歯の間に入れ上下に動かします。

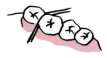
歯と歯の間にフロスを通します。

使いやすいホルダー付きデンタルフロス

3～4回往復させて、歯こうを取ります。

6. 歯周病（歯肉炎）の予防

　小学生・中高生に多く見られる歯肉炎は、成人期の歯肉炎とは異なります。正しい方法でていねいな歯みがきを努力しておこなえば、病気が起こるのを防ぐことも病気を治すこともできます。歯肉炎は歯と歯ぐきの境目にあるみぞ付近の歯こう細きんによって起こります。歯肉炎は歯こうの中の細きんと白血球の戦いです。それによって健康なピンク色の歯肉が赤くはれ上がるようすで判断できます。このような歯肉炎の予防法は、細きんのかたまりである歯こうを効果的に取り除く歯みがきであり、そのほか細きんが増えるのをおさえたり、殺す作用の入った洗口液の応用やバランスのよい食生活も有効であるとされています。

　正しい知識と十分な理解を得て、予防のための行動につなげることが大切です。

執筆｜眞木吉信

（東京歯科大学　衛生学講座・〔公財〕ライオン歯科衛生研究所　東京デンタルクリニック）

8 近視 きんし

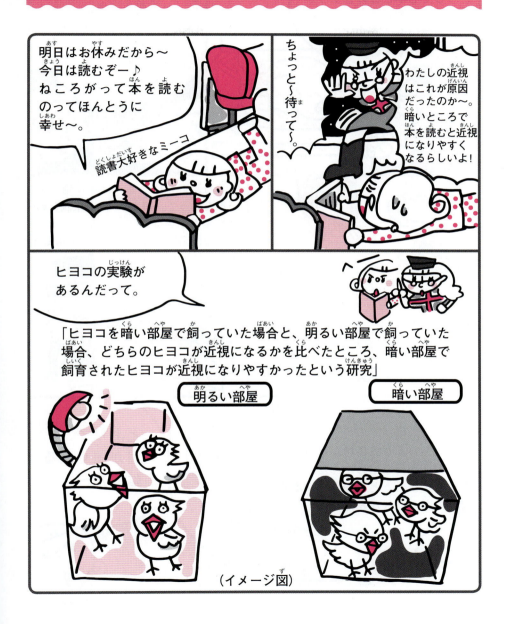

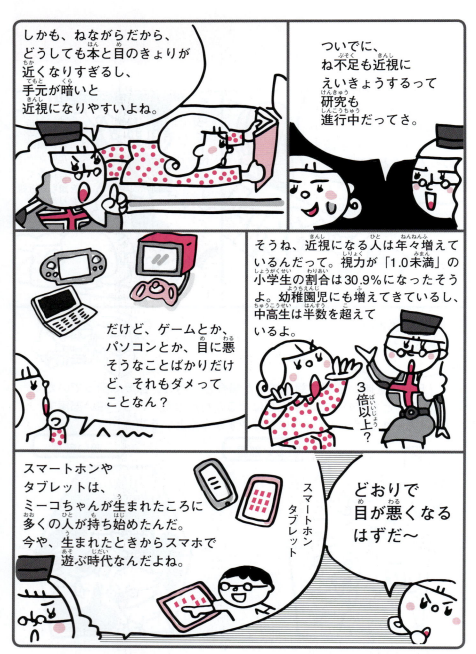

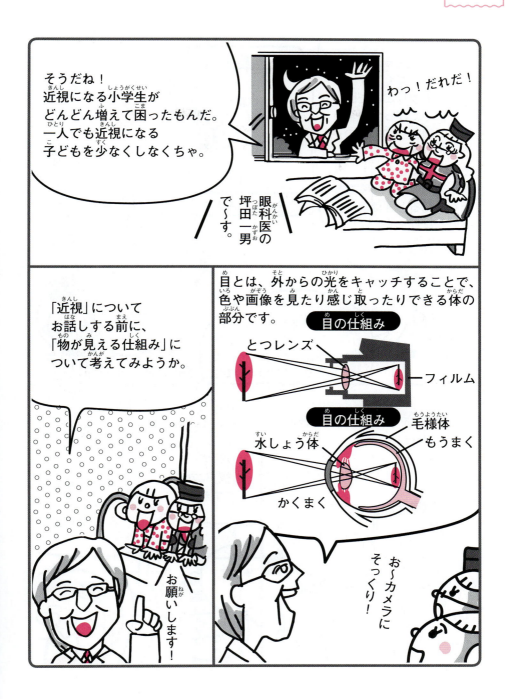

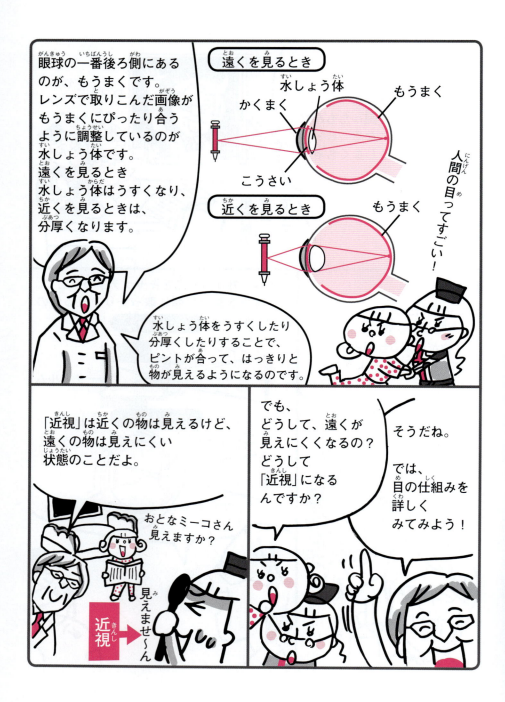

8 近視

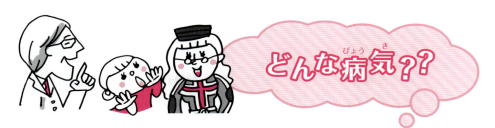

どんな病気??

1. 近視ってなに？

学校で健康診断のときに、アルファベットのCの字のような形の切れ目の方向を答える検査をおこないます。これを視力検査と言います。

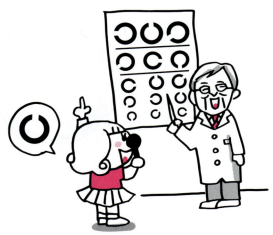

豆知識 ランドルト環

「C」は、19世紀後半から20世紀はじめのフランス人眼科医のランドルトさんが作りました。だから、「ランドルト環」と言います。「ランドルト環」は、世界共通の視力検査用の記号です。

ランドルト環
1.5mm / 7.5mm / 1.5mm

「目が悪くなった」というのは、この視力検査で「C」の切れ目がぼやけて見えにくくなったことを指します。近視とは近くは見えるけれど遠くがぼやけて見えにくいことです。では、近視とは実際に目がどのような状態になっているのでしょうか。

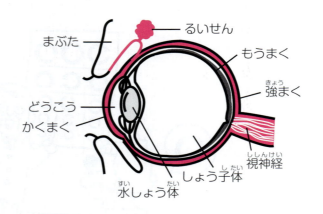

それにはまず目の仕組みを理解する必要があります。目とは、外からの光をキャッチすることで、色や画像を見ることができる感覚器です。「よく見えている」ということは、外から目の中に入ってきた光が、眼球の一番後ろ側にあるもうまくという部分でぴったりと像を結んだ状態です。もうまくは、カメラで言うとフィルムのような役割です。

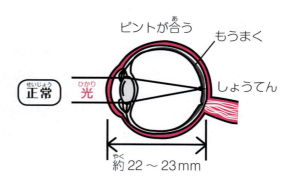

これは、ピントが合うとも言います。ところが、近視の場合、もうまくより手前で像が結ばれてしまうため、遠くのものにピントが合わなくなり、ぼやけてよく見えなくなってしまうのです。

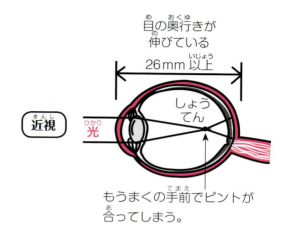

2. どうして近視になるの？

ではどうしてもうまくにぴったりではなく、その手前で像が結ばれてしまうのでしょうか。これにはいくつかの原因があります。小学生時代に近視になってしまう場合は、目の大きさが関係していると言われています。目の大きさといっても「あの子は目が大きい」といった外見でわかる大きさではなく、目の長さ（奥行き）のことです。成長期に身長がぐんぐんのびることと同じように、目の奥行きも長くなります。「目がいい」と言われている人の目の奥行きが約22〜23mmであるのに対し、近視の場合はそれ以上に長く、長い人では26mm以上にもなる場合もあります。どうして目の奥行きが長くなってしまうのか、その仕組みは実はまだ明らかになっていません。

3. 近視になるとどうなるの？

　今まで近視は子どものうちになるもので、成長するにつれてだんだん見えにくくなったとしても、おとなになるとそれ以上進まないものだとされてきました。実際、多くの人はおとなになると近視の進行は止まりますが、最近ではおとなになっても近視の進行が止まらず、近視の程度が強い「強度近視」になる人が増えてきています。強度近視がさらに進むと、そのなかで病気を伴う近視「病的近視」となり、やがて目がまったく見えなくなってしまう（失明する）人も少なくありません。日本の失明原因の第4位は強度近視によるもので、この割合は年々増えてきています[1)]。

　近視は目の奥行きが長くなることで起こると言いました。目がどんどん長くなるのを風船に例えてみましょう。風船に空気をパンパンに入れると風船はどんどん大きくなり、そのかべはうすくなっていき

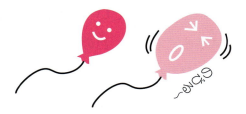

ます。それと同じように、目の奥行きも長くなっていくと後ろの部分にあるもうまくは、うすく引きのばされていきます。眼球が変形することでもうまくが引きのばされて、さけ目が入ってしまったり、穴が開いてしまったり、出血を引き起こすこともあります（近視性もうみゃくらくまくいしゅく、もうまくはく離、もうまく分離）。もうまくはカメラのフィ

●異常を引き起こす強度近視から病的近視への変化●

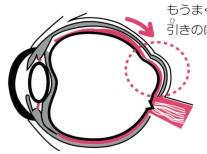

もうまく・ししんけいが引きのばされる

眼球が変形すると、もうまくにさまざまな異常が起きる。

ルムのような役割をしているため、このような状態になってしまうと、残念ながら物を見ることができなくなってしまうのです。

現在では、もうまくがさけてしまったり出血したりして病気になってしまった目に対して、手術や注射などで治りょうしていますが、完全に治す方法はまだ見つかっていません。よって、目が長くなる前にその進行を止めて予防することが何よりも大切になってきます。

4. 近視が増えている！

みんなの周りには近視のお友達はいますか？　実は近視の人口は年々増えています。特に日本をふくむ中国やシンガポールなどの東アジアでは、ばく発的に増加していることが明ら

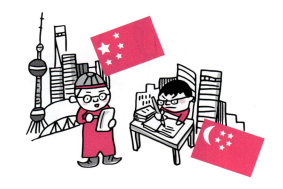

になっています。文部科学省の調査では、眼鏡をかけていないときの視力（ら眼視力）が0.3未満の小学生は、みんなのお父さんお母さんが小学生だったころに比べて3倍以上も増えていると報告されています[2]。

ところで、「お父さんやお母さんが近視だと、その子どもも近視になる」という話を聞いたことがありませんか。確かにその説は正しい部分もあります。両親が近視の場合、両親とも近視でない場合と比べてその子どもは、近視になりやすいことが明らかになっています[3]。先ほど近視の人の割合が年々増えていると言いましたが、それではこのままではいずれ全員が近視になってしまうのでしょうか。そうではありません。実は、「あること」をすると近視の進行が食い止められることが明らかとなっているのです。その「あること」とはいったい何でしょうか。

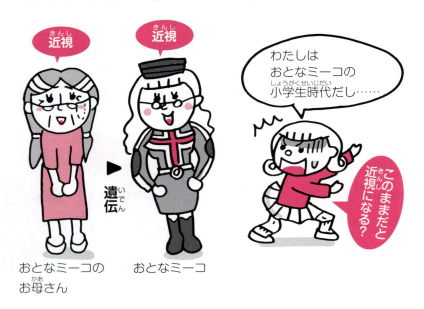

5. 近視を予防するためには

1 外で遊ぼう

　近視を予防できる一番の方法は、外で遊ぶことです。なかでも太陽の光を浴びることがとても重要です。日光のなかにふくまれるむらさき色の光、バイオレットライトが目の奥行きが長くなることをおさえる可能性がでてきました[4]。

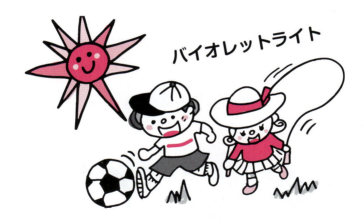

　両親やどちらか一方の親が近視である場合、その子どもも近視になることが多いと言われていますが、なんと1日2時間以上外で遊んでいると、たとえ両親が近視であってもその子どもは近視になる確率がぐっと下がることが報告されています[5]。

　大切なのは、きちんと家の外に出て日光を浴びることです。しかし、たとえ日が当たって明るい室内にいたとしても、窓ガラスによってバイ

オレットライトがさえぎられてしまうため、近視を予防することはできません。近視予防では、視力検査で0.7とか0.6などの近視のなり始めが特に大切です。放課後や週末など、学校がないときは、眼鏡を外して屋外で遊び日光を浴びるようにしましょう。眼鏡を外すのは、ほとんどの眼鏡がバイオレットライトを通さない作りになっているからです。ただ直射日光を浴びすぎると日焼けを起こすことがあるため、つばのあるぼうしをかぶるなどして直射日光はさけるようにしましょう。

2 本と目のきょりをあけよう

「勉強のしすぎや本の読みすぎは近視になる」と言われたことはありませんか？ある研究では、30分以上連続して読書をする子どもは、連続読書時間が30分未満の子どもと比べて、1.5倍近視になりやすいと報告されています。

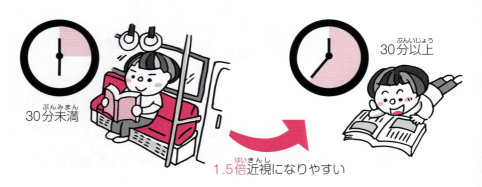

また、本と目との間の長さが30cmよりも近い子どもは、30cm以上はなして読書をする子どもとくらべて、2.5倍近視になりやすいと

も報告されています[6]。読書に限らず、近いところを長時間見続けることは、明らかに近視を増やす悪い効果があります。時間を区切るようにし、できるだけ目とのきょりを離すようにしましょう。

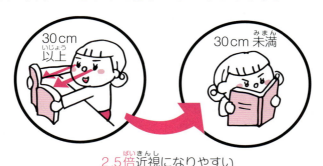

2.5倍近視になりやすい

3 ゲームのしすぎは近視になる？

みんなが大好きなコンピューターゲームも、やりすぎると近視になってしまう可能性が高くなります。これらのゲーム機器の画面は明るすぎますし、小型ゲーム機器の場合は画面も小さく、これらをじっと見つめていると目がつかれて近視を進行させる可能性があります。ゲーム機器

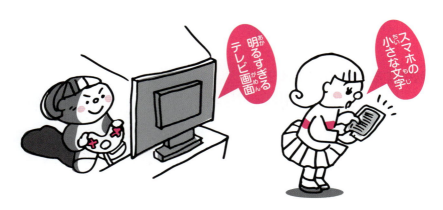

だけでなく、テレビやパソコンにも同じことが言えます。できるだけ大きな画面で見るようにし、時間を区切り、終わったら遠くを見て目を休ませるなどのルールを作りましょう。

4 いすに座っているときの姿勢を良くしましょう

　机に対してまっすぐに座らず、片方の目だけを机に近づけるようにして座っている子もいますが、そのような姿勢をしていると、近づけているほうの目が悪くなり近視になる可能性があります。そうならないように、背筋をまっすぐにのばして座り、両方の目でしっかりと机の上の本などを見るようにすることが大切です。

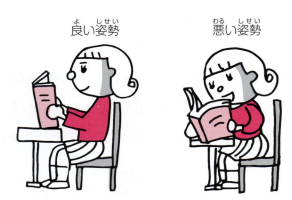

良い姿勢　　　悪い姿勢

5 勉強するときの環境は？

　さらに机を置く位置も考える必要があります。たいてい勉強机はかべに向かって置くことが多いと思いますが、それでは机から顔を上げたときに目の前にかべがあるため、目をしっかりと休めることができません。できればかべを背にして机を置き、部屋全体を見わたせるようにして座

るのが理想的です。

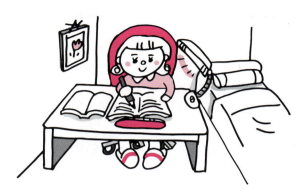

　また暗いところで本を読むと近視になりやすくなる可能性があります。ヒヨコを暗い部屋で飼っていた場合と、明るい部屋で飼っていた場合、どちらのヒヨコが近視になるかを比べたところ、暗い部屋で飼育されたヒヨコが近視になりやすかったという研究があります。勉強や読書をするときは部屋を明るくし、さらに利き手と反対側にデスクライトを置いて、手暗がりにならないように手元を明るく照らすようにしましょう。

6 しっかりねることも大切

　近視とすいみんの関係についてはまだ研究段階ですが、近視の子どもと、近視でない子どものすいみんの質（ぐっすりねむれているかどうか）を比べたら、近視の子どものほうがすいみんの質が低く、ぐっすりねむれていないことがわかりました[7]。また別の研究では、すいみん時間が長いほうが近視になりにくく、すいみん不足の子どものほうが近視になりやすいという結果が報告されています[8]。

これらの結果からも、昼間は外で元気に遊び、夜はしっかり体を休めることが、近視の予防に重要だとわかります。

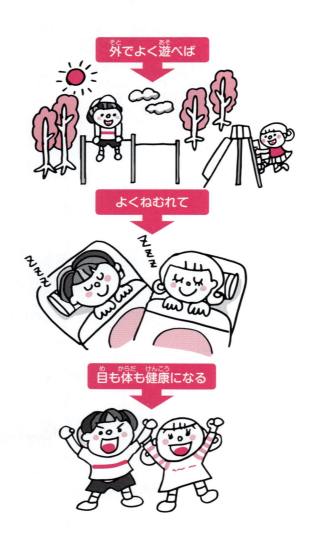

6. おわりに

近視が最も進行すると言われている小学生から高校生の間で、今、近視の人が増えています。このままではいけない！と思い、『近視研究会（http://myopia.jp/）』を結成しました。近視研究会が、近視を防ぐための7カ条をつくりました。よく読んで、心がけてくださいね。

近視を防ぐ7カ条

1. 1日に2時間は外で遊ぼう。
2. 学校の休み時間はできるだけ外で遊ぼう。
3. 本は目から30cm以上はなして読もう。
4. 読書するときは背筋をのばし、良い姿勢で読もう。左右どちらかの目が本に近い状態にならないよう、同じきょりになるように。
5. 読書・スマホ・ゲームなどは1時間続けたら5分〜10分程度は休み、外の景色を見たり、外に出てリフレッシュしたりしよう。
6. 規則正しい生活（早寝早起き）を心がけよう。
7. 定期的に眼科専門医の診察を受けよう。

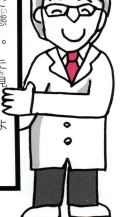

執筆｜四倉絵里沙・鳥居秀成・坪田一男（慶應義塾大学病院　眼科）

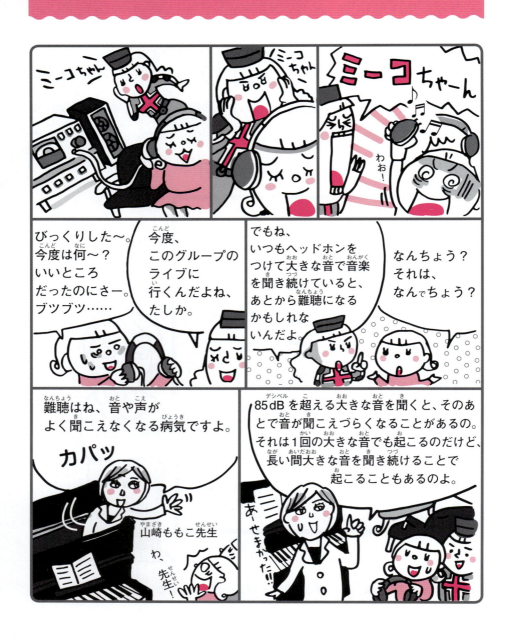

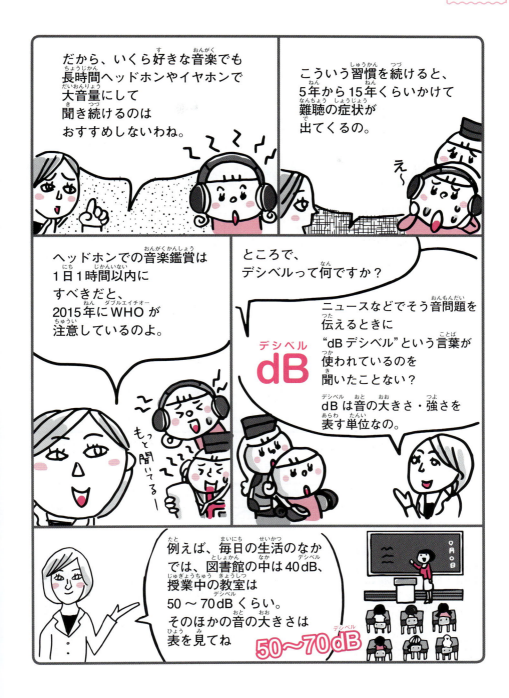

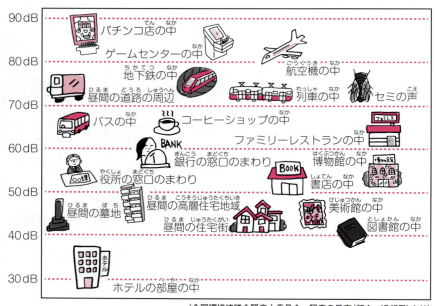
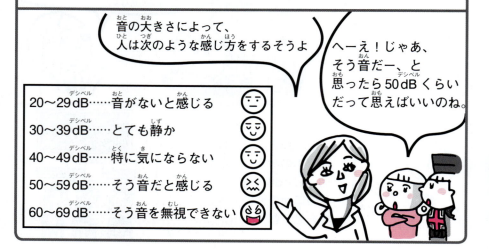

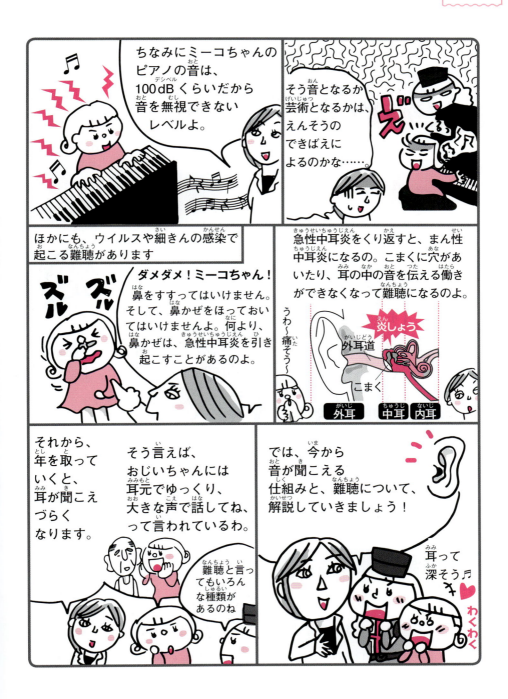

1. 聞こえの仕組み

1 耳の構造

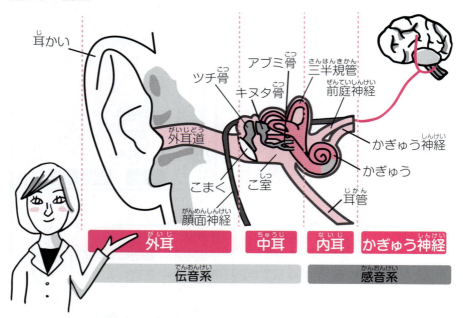

外耳……音が通るトンネルです。
中耳……こまくや耳小骨（ツチ骨・キヌタ骨・アブミ骨）を使って音をしん動にします。そのしん動を大きくして内耳に伝えます。
内耳……しん動がリンパ液によって伝わり、有毛細ぼうをふるわせて、

そのしげきを電気の情報にします。

かぎゅう神経……内耳からきた電気の情報を脳に伝えます。

2 音の伝わり方

音は外耳に入り、外耳道の中で音が10dBほど大きくなります。さらに中耳で約20倍に音が増強され、内耳に届き音として聞くことができます。

音が伝わるには、次の2つのルートを通ります。

①伝音系……外耳—中耳
②感音系……内耳—かぎゅう神経

豆知識　耳あかと耳の骨

①耳あかは外耳道の皮ふから出たあかである。
②奥の耳あかは数カ月かけて外まで出てくる。
③日本人は7～8割がカサカサの耳あか。2～3割がべたべたの耳あか(アメ耳)である。
④アメ耳のほうが耳あかがつまりやすい。
⑤体のなかで一番小さい骨はアブミ骨(約3mm)である。

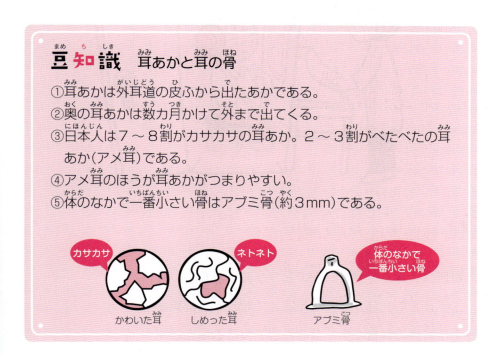

3 聞こえる力を調べる聴力検査

【純音聴力検査】

低い音から高い音まで(周波数〔音の高さ〕:Hz〔ヘルツ〕)、どのくらいの大きさ(dB)まで聞こえているか検査できます。健康診断の場合は1,000Hzと4,000Hzの2種類の音を検査していることが多いです。

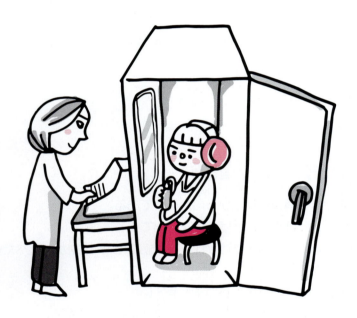

2. 難聴とはどんな病気?

難聴は大きく分けて、次の2つがあります。
①感音系の具合が悪くなることで起こる感音難聴
②伝音系の具合が悪くなることで起こる伝音難聴

❾ 難聴

　伝音難聴の場合は、こまくや耳小骨（ツチ骨・キヌタ骨・アブミ骨）などの手術で良くなることがあります。感音難聴の場合は、手術や薬物治りょうでは改善しない可能性があります。

1 感音難聴

【大きい音を聞くことで起こる感音難聴】

　非常に大きい音（85dBをこえる音）を聞くと、その後、耳鳴りと難聴が出現する可能性があります。

　たった1回の大きい音でも難聴は起こりますが、長い期間、大きい音を聞き続けて難聴になる場合もあります。

　その場合は、3,000Hz以上の高い音から聞こえが悪くなることが多いので、若いのに健康診断のときに4,000Hzだけで、難聴を指摘された場合には要注意です。年を取ることによって起こる聞こえ方の変化もありますが、日常生活で大きな音を聞いていないか、ふり返ることも大切です。

　2015年にＷＨＯ（世界保健機関）は、将来の難聴を予防するためには、イヤホンやヘッドホンを使った音楽かん賞は音量を下げて、1日1時間以内にすべきだと注意をしています。

　イヤホンやヘッドホンから大きい音を聞く習慣を続ければ、5～15年かけてだんだんと難聴の症状が出現すると言われています。

　長い期間をかけて大きい音が原因の難聴が出現してしまうと、今のところ元どおりにする治りょう法はありません。ですから、予防が重要な

のです。

　1回の大きい音(ロックコンサートや運動会のスターターピストルの音など)によって、急に難聴や耳鳴りが出現したときは、早めに病院を受診することが大切です。薬による治りょうで良くなる可能性もありますが、治らないことも多いです。

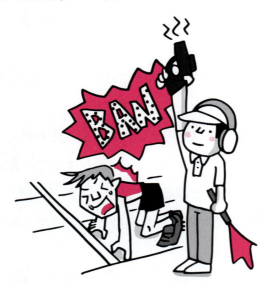

豆知識　WHO (World Health Organization)

世界保健機関。病気をなくしてしまうための研究や、ふさわしい医療・医薬品を世の中にひろく行きわたらせるだけでなく、人間が生きていくために基本的に必要なことを達成したり、健康的な生活を送ったりするためにも力を入れています。

9 難聴

聞こえづらさを感じたら、早めの病院受診が必要です。また、あらかじめ大きい音を聞くことがわかっている場合は、耳せんが難聴の予防に効果があります。

耳せん

耳鳴りは感音難聴の前触れの可能性があります。耳鳴りだと感じたら、難聴がなくてもしばらく耳を休めましょう。それでも耳鳴りが続くようなら、早めに耳鼻科を受診してください。

感音難聴が回復せずに生活が不自由な場合は、音を大きくすることで聞こえやすくする補聴器という器械を使います。聞こえない耳に補聴器を入れることで、音は聞こえるようになります。

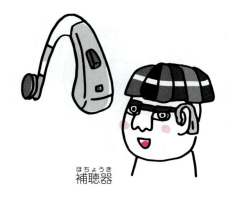
補聴器

しかし、補聴器を使っても、人が何を言っているか言葉の意味を聞き分けるという日ごろの会話に必要な力は、取りもどすことができません。補聴器を使っても聞こえないくらい難聴がひどい場合は、手術をして人工内耳という器機を耳の中に入れます。人工内耳は、かぎゅうに電極を差しこんで音を伝える器機です。ただし、人工内耳で聞く音は、今まで聞こえていた音とは違う音となってしまい、元どおりの聞こえを取りもどすことはできません。

●ヘッドホンやイヤホンにはこんな危険もひそんでいる●

　ヘッドホンやイヤホンで音を聞いている間は、周囲の音が聞こえにくくなります。外にいるときは、車や自転車が近づいても気づかない可能性があることを意識してください。

　ほとんどの地域では「周りの音が聞こえない状態で運転してはいけない」といった決まりがあります。イヤホンを使って自転車に乗るのはやめましょう！

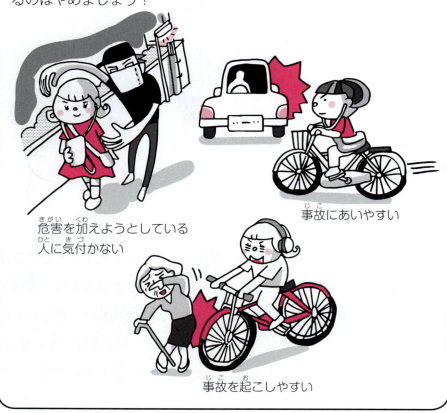

危害を加えようとしている人に気付かない

事故にあいやすい

事故を起こしやすい

【ウイルス・細きん感染による感音難聴】

歴史に名を残す人たちのなかには、難聴をもっている人が結構います。

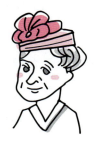

ヘレンケラー
幼いうちに完全に聞こえなくなってしまった。

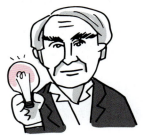

エジソン
何とか聞こえているが難聴で不自由であった。

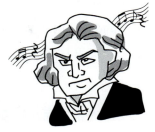

ベートーベン
おとなになってからだんだんと難聴になった。

ヘレンケラーやエジソンは、おそらく、はしか（ましん）やしょうこう熱（現在はこうきん薬の使用により治すことができる）が原因だろうと言われています。

ウイルス感染による難聴の場合は、ましんウイルスやムンプスウイルス（おたふく）などが原因です。

ということは、予防接種で防ぐことができます。ただし、予防接種に使うワクチンにもたいへん少ない確率ですが、難聴を起こす可能性があります。

ウイルスや細きん感染による難聴はいきなり起こることが多く、治りょうすれば良くなる可能性もあります。いずれにしても早めに病院に

いき、医師のしん察を受けることが重要です。

【年を重ねることによって起こる感音難聴】

　老年性難聴と言われています。老年性難聴は、親から子や孫に伝わるものが約3分の1と言われています。

　年をとってから難聴になると、周りとのコミュニケーションが取りづらくなってひとりぼっちになってしまいます。そのため、うつ病（p. 225）や認知症が起こる危険性も高くなると言われています。補聴器や人工内耳でも、完全に良くなることが期待できないので、予防が重要です。

豆知識　耳の聞こえにくい人と話すとき

補聴器や人工内耳を使っている方とお話しするときは、
　①ゆっくり話す
　②口元が見えるように正面で会話をする
など、ちょっとした気づかいで、よく聞こえるようになり、うまくコミュニケーションできることを覚えておきましょう。

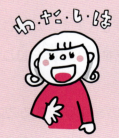
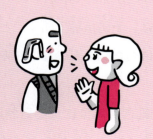

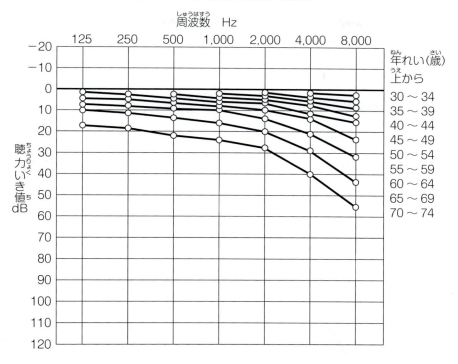

(Audiology Japan 46, 235-249, 2003より)

2 伝音難聴

【まん性中耳炎】

　鼻かぜなどをきっかけに起こった急性中耳炎をくり返すと、まん性中耳炎になってしまうことがあります。

　まん性中耳炎になると、こまくに穴があいたり、耳小骨（ツチ骨・キヌタ骨・アブミ骨）の動きが悪くなって、伝音難聴になります。このよ

うな伝音難聴の場合は手術で難聴を治りょうできる可能性があります。しかし、まん性中耳炎でひどい炎症をくり返していると、感音難聴も同時に起こしてしまうことがあります。その場合は、手術をしても難聴が良くならないことがあります。

【しん出性中耳炎】

子どものときは鼻を上手にかむことができなかったり、鼻のつき当たりになるいん頭へんとう（アデノイド）が大きいため、耳ぬきができにくくて、中耳の中に水がたまる中耳炎となることがあります。これを、し

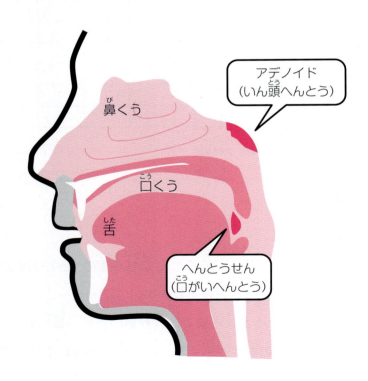

ん出性中耳炎と言います。中耳の中に水がたまると、音がうまく伝わらない伝音難聴となるため、こまくに小さいチューブを差し込んで水を出しやすくする手術があります。

【中耳真珠しゅ】

耳ぬきができなくて、こまくがへこむことがきっかけとなって起こる病気です。中耳の中に真珠しゅという耳あかがたまった皮ふのようなできものができることがあります。

真珠しゅは、骨をとかしてしまうため、耳小骨など耳の中の骨がなくなって伝音難聴を起こしたり、めまいや顔面神経まひを起こしたりすることがあります。治りょうは、手術でできものを取り除きます。

まん性中耳炎・しん出性中耳炎・中耳真珠しゅは、こまくを見て見つけることができます。病気を早く見つけるためには、学校の健康診断や病院での診察は大切です。また、子どものときはアデノイドが大きかったり耳管がおとなよりも短かったりするため、耳の病気になりやすいです。そのため、鼻かぜをひいたときはよく鼻をかみ、場合によっては通院しての治りょうが大切です。

耳の中には顔を動かす神経(顔面神経)や、体が運動していることや重力に対して傾いた状態を感じることができる器官があります。難聴だけでなく、脳を包んでいる保護まくが炎しょうを起こすずいまく炎や、顔の筋肉が動かなくなる顔面神経まひ、めまいなどを起こすことがあります。早めに病気に気づいて、治りょうをすることが重要です。

3. おわりに

病気によって治りょうの方法はさまざまです。治りょうを受けても難聴が良くならないこともあります。そのため、ふだんから予防することに気を付け、気になる症状が出たら早めに受診することを心がけましょう。

執筆｜山崎ももこ（東京慈恵会医科大学附属病院　耳鼻咽喉科）

10 骨そしょう症 こつそしょうしょう

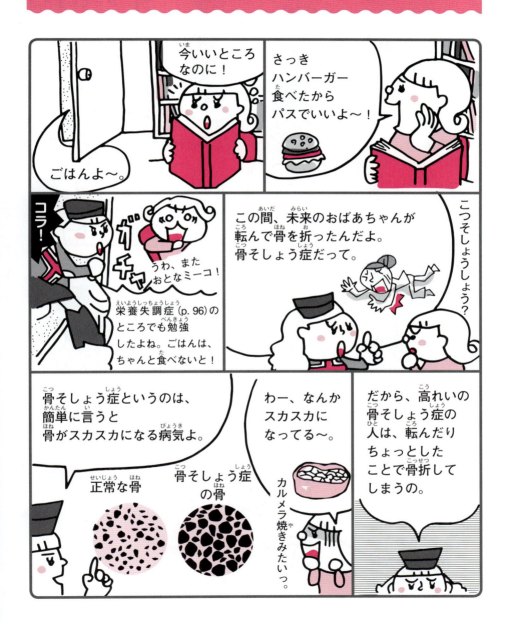

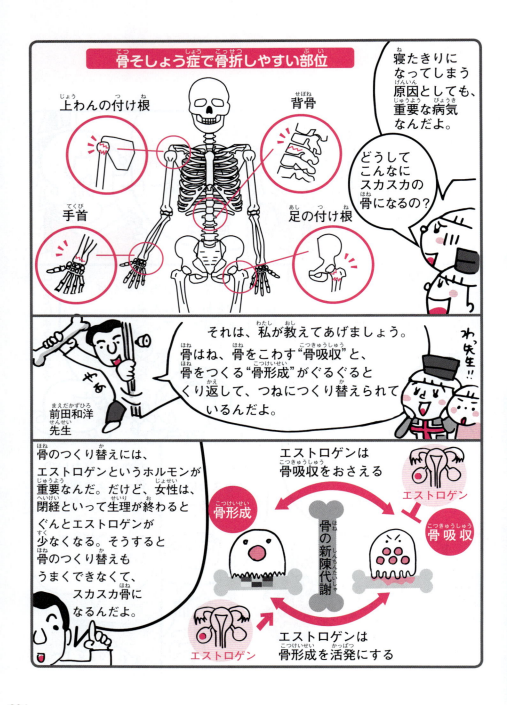

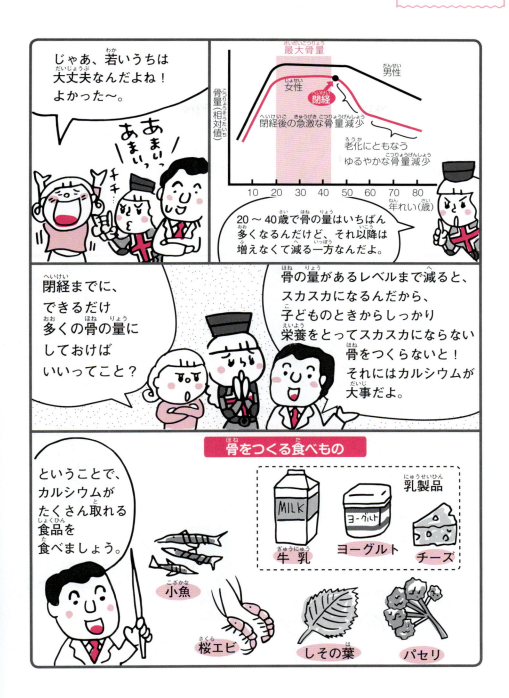

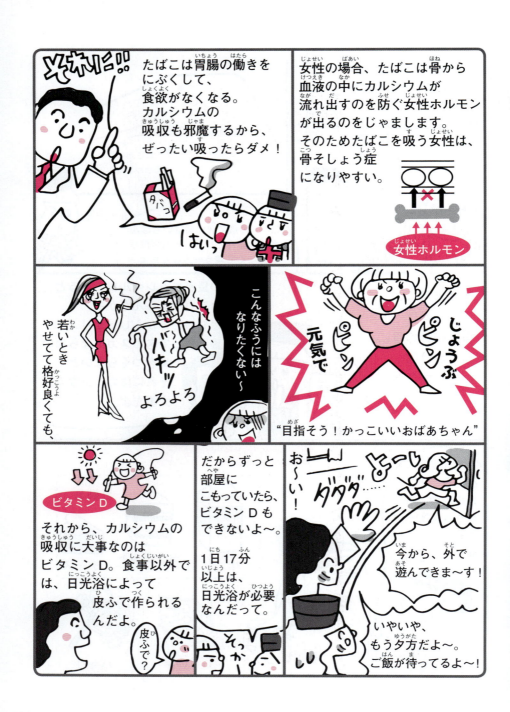

10 骨そしょう症

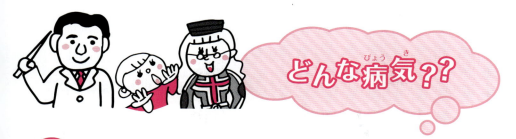

1. カルシウムってなんだろう

骨そしょう症のことを知るには、まず「カルシウム」のことを知らなければなりません。

かつて、地球ができたばかりのころ、生物は海の中にすんでいました。進化とともに、生物は海水から陸地へと生活の場を移していきました。

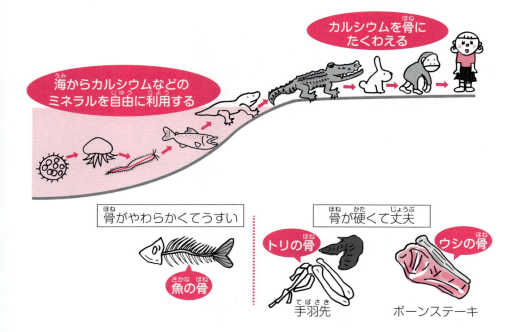

海水の中にはカルシウムをはじめとしたミネラルが豊富にあります。生物が海の中で生活していたころは、これらを自由に利用することができました。しかし、陸地での生活ではそうはいきません。カルシウムは、私たち生物の体内では作ることができないため、毎日の食事から取る必要があります。原始時代の人間は野生の動物をとらえて生活していました。しかし、うまくとらえることができないときもあり、毎日ごはんを食べられるわけではありませんでした。毎日ごはんが食べられなければ、カルシウムが不足するわけです。そのような理由から、進化の過程でカルシウムの貯蔵庫として骨は発達しました。また、陸地では水中の6倍の重力がかかると言われています。重力に対こうし、陸地でも自由に動き回れるよう、しっかりと体を支える役割も骨にはあります。これらの証ことして、みなさんの食事に出てくる魚の骨は、やわらかくうすい骨ですが、焼き鳥やステーキに付いている鳥や動物の骨は、硬くて丈夫な骨です。

　このように骨は、長らくカルシウムの貯蔵庫や体を支える運動器官として考えられてきました。しかし、最新の研究結果では骨自体もホルモンをつくりだしており、ほかの内臓とつながり合って生きていくための体の機能を保つために重要な器官と考えられるようになってきました。

2. カルシウムは体の中でどんな働きをしているの？

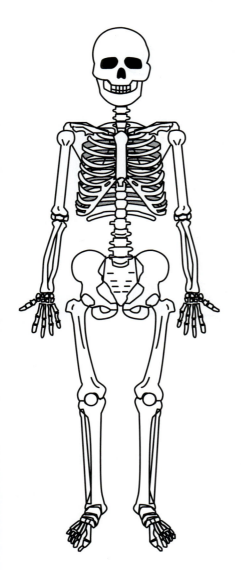

ヒトの骨は200数個からなります。骨の強さは骨の密度と質によります。骨はカルシウムやタンパク質でできています。

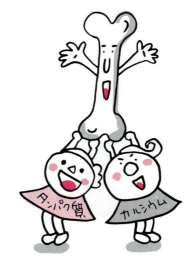

骨密度は体の中のカルシウムの量によって変わります。食事で取ったカルシウムは十二指腸で吸収され、骨にたくわえられ、余分なカルシウムはじん臓からおしっこなって体から出ていきます。

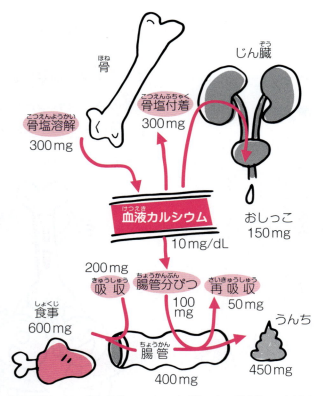

（宇田川信之，須田立雄．血清カルシウムの恒常性とその調節機構．口腔生化学，第5版，東京，医歯薬出版，2011より改変）

豆知識　骨密度

骨密度は、骨の強さの目印です。骨の中にカルシウムがどの程度あるかを検査して調べます。骨そしょう症かどうかは、若い人の骨密度の平均値と比べて、自分の骨密度が何%であるかで診断されます。

ビタミンDは、十二指腸からのカルシウムの吸収を良くするビタミンです。日本人男性の体の中のカルシウム量は約1,000gと言われており、その99％は骨と歯に集まっていると考えられています。ちなみに、生まれたばかりの赤ちゃんの体のカルシウムの量は30g程度です。

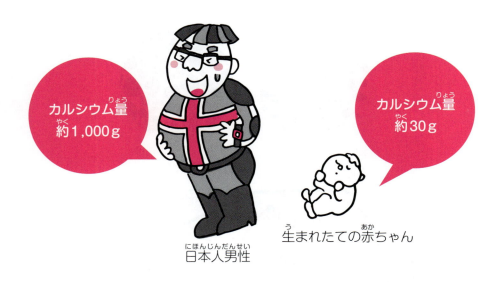

　カルシウム量は20歳から40歳半ばで最大になると言われています。生まれてから30年の間で、体の中に1,000gのカルシウムをたくわえるとすると……。

30年間×365日＝10,950日

（1,000g－30g）÷10,950日×1,000g＝約88mg（1日あたり）

1日あたり約88mgのカルシウムを30年間毎日たくわえ続けなけれ

ばなりません。育ちざかりには、カルシウムが体から出ていく量よりも作られる量のほうが多く、骨量は増え続けます。20歳から40歳半ばで最大骨量に到達し、それ以降は増えることはありません。その後は年れいとともにだんだんと骨量は減っていく一方です。

●年れいによる骨密度の変化●

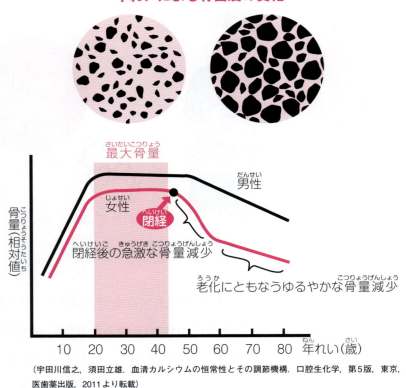

（宇田川信之, 須田立雄. 血清カルシウムの恒常性とその調節機構. 口腔生化学, 第5版, 東京, 医歯薬出版, 2011より転載）

　骨量がある一定の値を下回ると、骨がスカスカになる骨そしょう症という病気になります。骨そしょう症は、高れい者の骨折・ねたきりの

10 骨そしょう症

原因として重要な病気です。背骨を骨折した高れい者は、骨折のない人と比べると死亡率が9倍高くなるというデータがあります[1]。また、高れい者が太ももの付け根を骨折すると5年後生きている確率は50％まで減少すると言われています[2]。こうなると、骨そしょう症は骨折やねたきりの原因になるばかりではなく、命にかかわる病気であることがわかるかと思います。

このように生命をおびやかす病気である骨そしょう症にならないためには、若いころにどれだけ多くの骨量を増やしておけるかです。つまり子どものころにカルシウムをどれだけ貯金しておくかが"決め手"となります。中年以降には、骨量はもう増えないということを考えると、子どものころの食生活や生活習慣が非常に大切です。

3. 骨の量を調節する仕組み

骨の中には新しい骨を作る細ぼうと古い骨をこわす細ぼう、そしてそれらに指令を出す細ぼうの3つのグループがあります。そして、毎日骨を作ってはこわす新陳代謝をくり返しています。このような、新陳代謝をリモデリングと呼び、成長が完了した後も死ぬまで続きます。

ちなみに、ヒトでは1年間で約10％の骨が入れ替わると言われています。骨を作る細ぼうを骨芽細ぼう、こわす細ぼうを破骨細ぼうと言い、骨の浅いところで活動しています。それらに指令を出す細ぼうは骨細ぼうと言い、骨の深いところにいます。骨が増えるか減るかはリモデリン

● 骨のリモデリング ●

古い骨をこわす細ぼう
破骨細ぼう

骨形成

骨吸収

骨のリモデリング

新しい骨を作る細ぼう
骨芽細ぼう

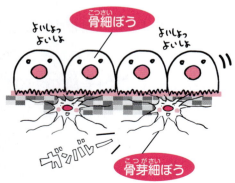

よいしょ よいしょ　骨細ぼう　よいしょ よいしょ

ズンバー！　骨芽細ぼう

10 骨そしょう症

グの過程で、骨芽細ぼうと破骨細ぼうの働き方のバランスによります。骨芽細ぼうが破骨細ぼうより元気であれば骨は増えるし、その逆であれば骨は減っていくことになります3)。また最近、骨細ぼうは骨の中で重力を感知する細ぼうとして注目を浴びています。宇宙のような無重力の状態では骨細ぼうが骨芽細ぼうのやる気をなくす物質を作り出すことによって、骨のでき高が少なくなります。

　一方、運動や適度な重力を骨細ぼうが感知すると、骨芽細ぼうのやる気をなくす物質の産生が低くなることによって、骨芽細ぼうが元気になり骨が増える方向に働きます。

　これらの証拠として無重力の宇宙空間で生活する宇宙飛行士は骨そしょう症になることが知られていますし、ロケットで宇宙を旅してきた動物の骨の中を調べてみると骨芽細ぼうのやる気をなくす物質がたくさん作られていることが報告されています4)。

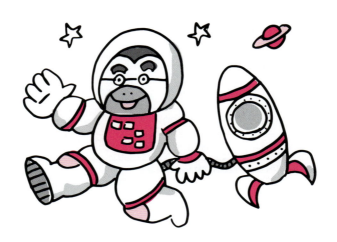

これらの結果からわかることは、運動によって骨に適度な重力をかけることが、骨量を増やすうえで大切であるということです。

4. 骨そしょう症を予防する食生活と生活習慣

これらのことから、おとなになってから骨そしょう症にならないための食生活や生活習慣について考えてみたいと思います。

1 食事について

厚生労働省がすすめる小学校高学年が取り入れるべき1日のカルシウムの量は、700〜1,000mgと言われています。

●カルシウムの摂取基準（mg/日）●

	男	女
	すすめられる摂取量	
1〜2歳	450	400
3〜5歳	600	550
6〜7歳	600	550
8〜9歳	650	750
10〜11歳	700	750
12〜14歳	1,000	800
15歳以上	650〜800	650

(http://www.mhlw.go.jp/stf/houdou/0000041733.html より改変)

10 骨そしょう症

　発育盛んなこの時期は、体重あたりで考えるとおとなの2倍以上のカルシウムを取らなければいけない計算になります。しかし、7～14歳が実際に取り入れているカルシウムの平均の量は厚生労働省のすすめる量には足りません[5]。

　カルシウムが豊富に含まれている食品は、牛乳、ヨーグルト、チーズなどの乳製品や小魚や桜エビなどの魚介類、パセリやしそなど葉物の野菜などがあります。

● カルシウムをたくさんふくむ食品 ●

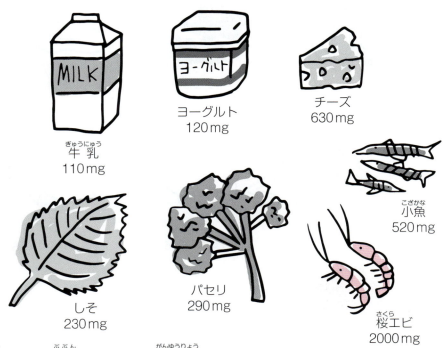

牛乳 110mg
ヨーグルト 120mg
チーズ 630mg
しそ 230mg
パセリ 290mg
小魚 520mg
桜エビ 2000mg

食べられる部分100gあたりの含有量

また、カルシウムだけを取り入れても、ビタミンDの働きがなければ腸からうまく体内に吸収されません。厚生労働省の調査では、日本の子どもの90％が1日に必要なビタミンDを取れていないことが明らかになっています[6]。ビタミンDが豊富にふくまれている食品はシイタケやキクラゲなどのキノコ類、サンマやサケやカレイなどの魚かい類、卵の黄身（卵黄）などです。

● ビタミンDをたくさんふくむ食品 ●

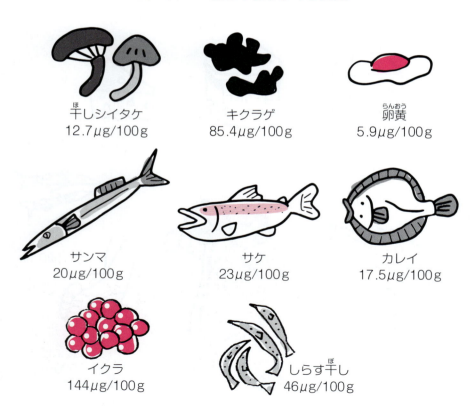

干しシイタケ
12.7μg/100g

キクラゲ
85.4μg/100g

卵黄
5.9μg/100g

サンマ
20μg/100g

サケ
23μg/100g

カレイ
17.5μg/100g

イクラ
144μg/100g

しらす干し
46μg/100g

ビタミンDは食事以外では、日光浴をすることによって皮ふで作られることが知られています。そのため、1日17分以上の日光浴をすすめている外国の報告があります[7]。さらに、ビタミンKは骨芽細ぼうを元気にする作用があります。ビタミンKが豊富に含まれている食品は納豆が有名です。

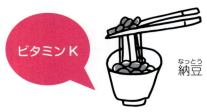

　また、リンにはおしっこの中へのカルシウムのはい出を促進する作用があります。

　リンを多く含む食品にはインスタント食品、スナックがし、ハンバーガーなどのファストフードなどがあり、カップラーメンやポテトチップス、ハンバーガーばかり食べている人は注意が必要です。

● リンを取りすぎると ●

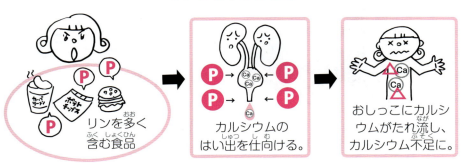

2 運動について

　日本人の健康な女性を対象に、骨の量（骨密度）と子どものころの運動習慣の関係を調べた報告があります。その報告によると、小学生から高校生までの運動習慣のあるなしでおとなになってからの骨密度に差が出ることが明らかとなりました[8]。

　では、1日にどれくらいの運動をすれば最大骨量を増やすことができるのでしょうか？小中学生の女子を対象に特別な万歩計を身に付けてもらって骨密度と運動の強度や時間の関係を調べた先生がいます。その調査の結果、中学生の女子が高い骨量を得るためには、1日13,000歩以上の歩行、45分以上の早めのウォーキング、ジョギングや水泳など中高強度の運動を目標とすることが望ましいと結論づけられています[9]。

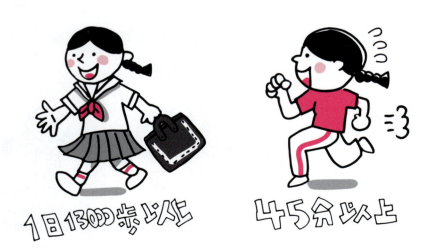

5. 骨と生活習慣病

　最近では、骨と生活習慣病の関係について研究が進んでいます。糖尿病や長引いて治らないじん臓病（まん性じん臓病）といった生活習慣病にかかると、骨をつくっている成分であるカルシウムの周りのタンパク質が悪くなります。骨のしなやかさがなくなり硬くてもろい骨になると言われています。

　その結果、生活習慣病にかかっている人は骨密度がいくら高くても骨の質に変化が起こることによって骨折を起こすことがあります[10]。また、骨を作る骨芽細ぼうが作りだすタンパク質が、ほかの内臓や脳に作用して血糖値をおさえたり、食欲をおさえたりすることによって、生活習慣をコントロールするのではないかと最近考えられるようになってきました[11, 12]。

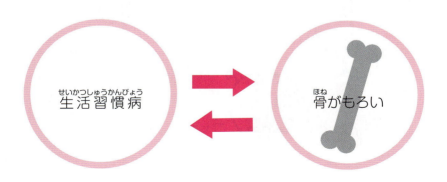

6. おわりに

おとなになってから骨そしょう症にならないためには、子どものころからバランスの取れた食生活を心がけ、日によく当たり、運動してカルシウムの貯金を作ることが重要です。骨だけに、将来に向けて今からコツコツがん張りましょう。

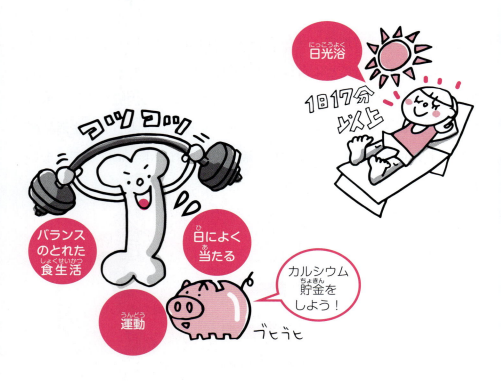

執筆｜前田和洋（東京慈恵会医科大学附属病院　整形外科）

11 うつ病 うつびょう

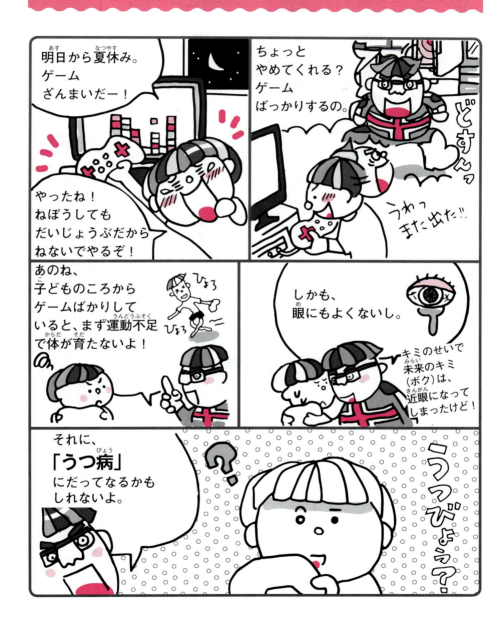

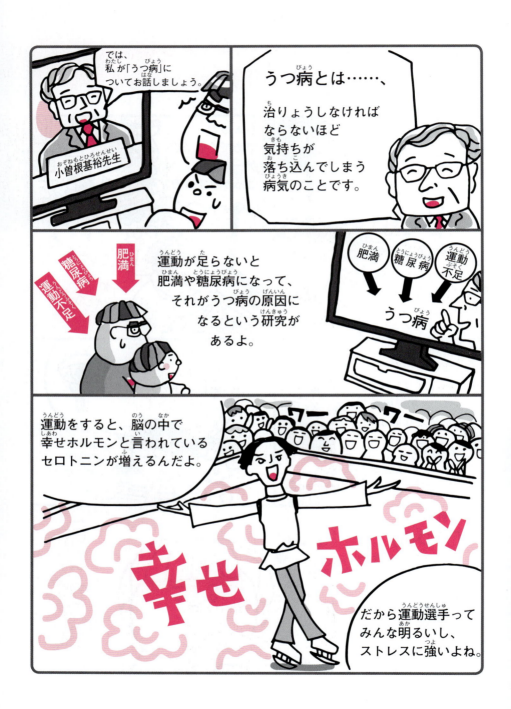

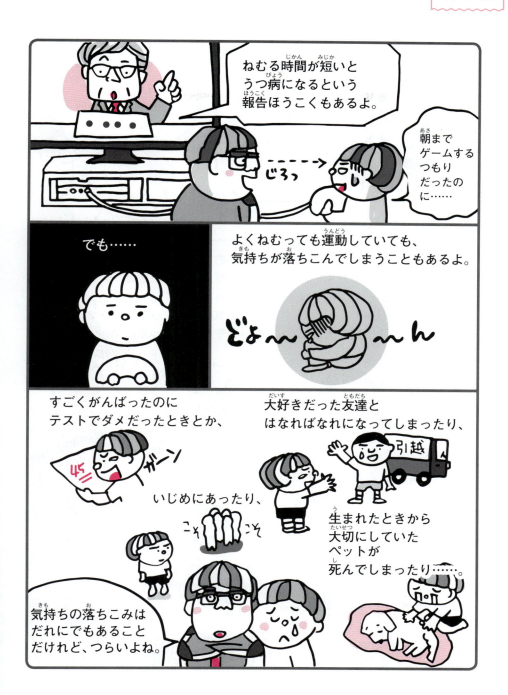

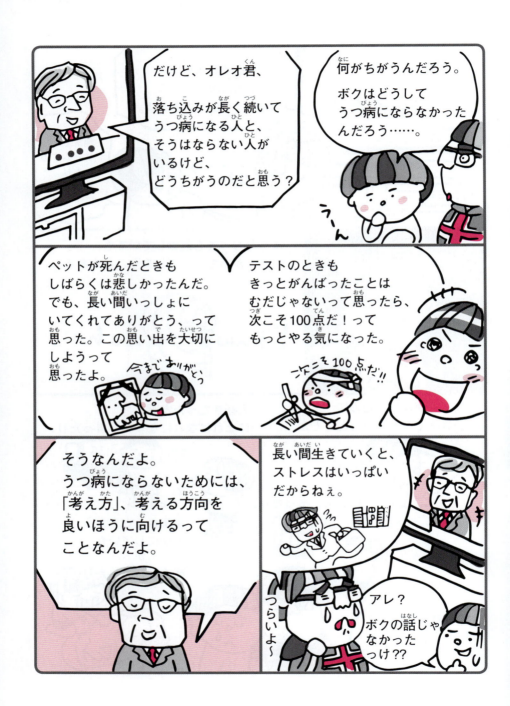

11 うつ病

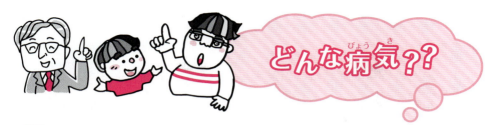

1. うつ病とはどんな病気？

1 うつ病の症状

まず、うつ病はどんな症状が出てくるのでしょうか？
症状には、気分が落ちこむ「よくうつ」という症状と、考える力の低下、意欲の低下、あせりがあります。

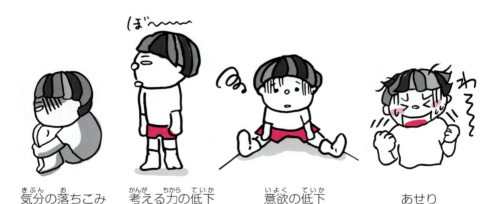

気分の落ちこみ　　考える力の低下　　意欲の低下　　　　あせり

これだけだと、ふだんの気持ちの落ちこみと区別がつきにくいのですが、うつ病で大切になってくる症状の一つとして、夜ねむれなくなったり、朝までぐっすりねむれなかったりといったすいみんの異常があげら

れます。

　すいみんの異常の症状は、目覚ましよりも早く起きてしまう早朝かくせい、ねむったはずなのに昼間にねむけが残って仕方がないなどです。

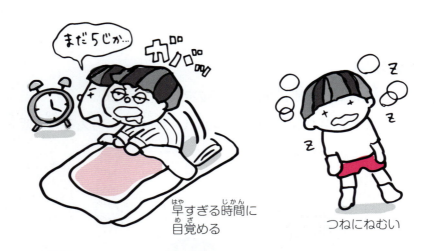

早すぎる時間に目覚める　　つねにねむい

　また、気持ちの面だけではなく、食欲がなくなる、つかれやすい、体が痛い、気分が悪いなど体の症状も出てきます。
　考える力が低下すると簡単な決断ができず、集中力が落ちていつもだったら簡単にできることができなくなってしまうといった症状が出現します。その結果、成績が下がってしまいます。また、症状がひどくなると、動きがおそくなります。話をしていても力のない感じがして、表情がなくなる場合もあります。
　意欲が低下すると、勉強だけではなく、今まで楽しめていたことがで

きなくなったり、身だしなみがどうでもよくなったりします。体にだるさを感じるため、家に引きこもってしまうという症状が出てきます。

体には何も病気はないのに、体の痛みなど体に症状が出ることもあります。

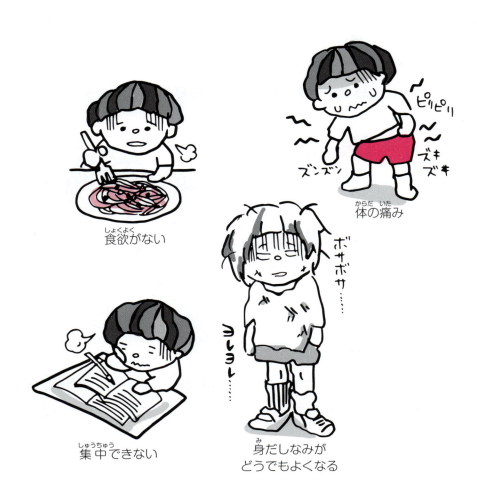

食欲がない

体の痛み

集中できない

身だしなみが
どうでもよくなる

今まで述べた症状はうつ病ではお決まりのものですが、人によっては昼間までねている、食欲が増して体重が増えてしまうといった逆の症状が現れることもあります。
　症状がひどくなってくると死にたいという気持ちが出てくることもあり、自殺をしてしまう人もいます。

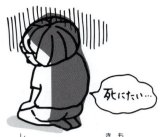

死にたいという気持ち

2 うつ病になりやすい人の特ちょうや周りのかんきょう

　うつ病は、かんきょうが変わるなどが原因で引き起こされます。その一方で、ストレスがあってもうつ病にならない人もおり、うつ病の人はうつ病になりやすい性質を持っていると言えます。家族のなかでうつ病になった人がいる・いないが関係しているとも言われていますが、うつ病になりやすい性格も知られています。具体的には、きちょうめんでどんなことにも一生けん命で責任感が強い性格です。いずれも自分をぎせいにしてほかの人のためにつくそうとする人が多いです。

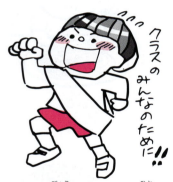

うつ病になりやすい人

② うつ病の診断

　うつ病は、気持ちが落ちこんだり、やる気がなくなったり、ねむれなくなるなどの症状があるかどうかのしん断基準によって医師が判断します。体の病気とは違って、血液検査や脳の画像検査で病気に特ちょう的な結果がまだ明らかになっていませんので、しん断が難しいです。

　イラストのように脳の働きにはさまざまな神経伝達物質（脳の働きに指令を伝える物質）がかかわっていますが、その仕組みはまだよくわかっていません。うつ病の人の脳ではセロトニン、ドパミン、ノルアドレナリンといった物質が足らなくなっており、うつ病が発生すると言われています。近年では、脳の画像検査も進化しており、うつ病についての研究が進められています。

豆知識　ストレス

ストレス反応とは、しげきされることによって心や体に起こるさまざまな反応のこと。度を過ぎると病気になる。すてきな人を見て、胸がドキドキするのもストレス反応のひとつだよ。

●脳の働きに指令を与える物質「神経伝達物質」●

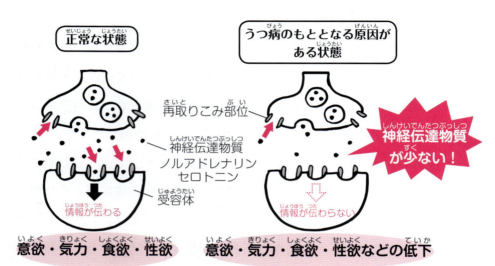

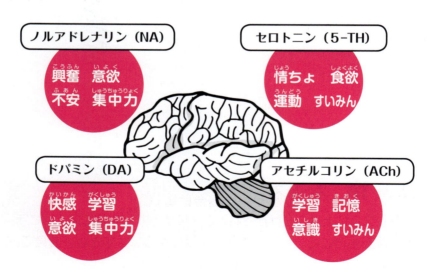

3. うつ病の治りょう

では、うつ病になってしまったらどうすればいいのでしょうか。まず大切なことは、無理をしないこと、つかれた体を休ませることです。また、気持ちがふさぎこむ病気はうつ病以外にもありますので病院で検査をすることが大切です。

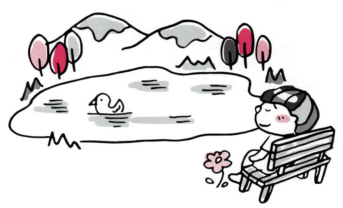

まず大切なことは、無理をしないこと、休むこと

うつ病の治りょうは薬を使う投薬治りょう、話をしながら治りょうしていく心理りょう法、症状が重い場合は電気けいれんりょう法（脳に電気でしげきをあたえる）、経頭がい磁気しげきりょう法（磁石の力を使って脳をしげきする）があります。

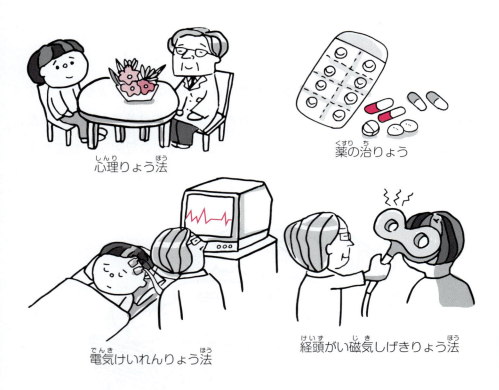

心理りょう法

薬の治りょう

電気けいれんりょう法

経頭がい磁気しげきりょう法

1 薬の治りょう

　薬の治りょうでは、こううつ薬といってうつ病に対して効果的な薬物が用いられています。こううつ薬は、頭の中で不足しているセロトニン、ドパミン、ノルアドレナリンを増やすように働きます。こううつ薬の効果は飲み始めてから1～2週間かかるため、人によってはなかなか効果を感じにくいかもしれません。また、うつ病の症状が良くなったからと言ってすぐに薬を飲むのをやめてしまうと、症状が再発してしまいます。

2 心理りょう法

話をしながら治りょうする方法は、心理りょう法と呼ばれています。うつ病になる人は自分自身を本当の実力よりも低く考えているなど、考え方がかたよっていることが多いです。そういったかたよりを正しくしていくのが認知行動りょう法です。考え方、気持ち、行動はそれぞれえいきょうし合っているので、考え方を変えるのも大切な治りょうです。

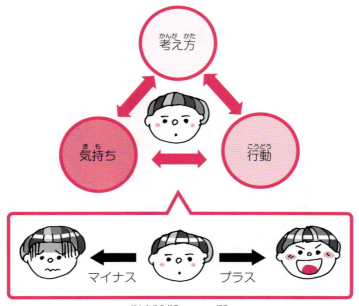

認知行動りょう法

うつ病になったら無理はせずに、体を休めることが大切です。人によってはあせりが強いため、学校や仕事などこれからの生活の大切なことを決めたがる人もいますが、うつ病が良くなるまでは先のばしにする

ことが大切です。医師の診断を受けて休みをとり、薬を飲んで治すことが重要です。

　うつ病がよくなり、元気になったと思っても無理をするのは禁止です。いきなり前と同じような生活をしようとすると、うつ病がぶり返してしまうことが多いです。学校や仕事にもどるときも、まずは半日だけ行ってみる、問題がなければだんだんと時間を増やしてみるといったように段階を踏むことが大切です。また、おとななら仕事量が多くこなせそうもない場合は職場を変える、仕事量を減らすなど、働くかんきょうを整えていくことも大切です。

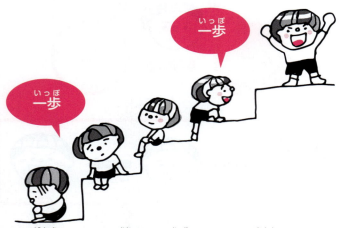

元気になったと思っても無理をするのは禁止です。

執筆｜小曽根基裕・亀山　洋（東京慈恵会医科大学附属病院　精神神経科）

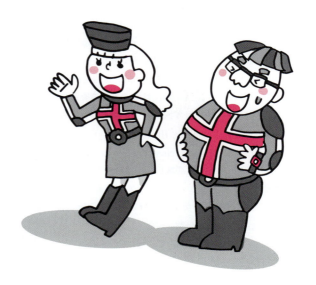

参考にした本や資料

8 近視

1) 網脈絡膜・視神経萎縮症に関する研究．平成17年度総括・分担研究報告書42．わが国における視覚障害の現状，2005．
2) 文部科学省．2013年度学校保健統計調査
3) Morgan I, Rose K. How genetic is school myopia? Prog Retin Eye Res. 24（1），1-38．
4) Torii H, et al. Violet Light Exposure Can Be a Preventive Strategy Against Myopia Progression. EBioMedicine, 15, 210-219．
5) Jones, LA, et al. Parental history of myopia, sports and outdoor activities, and future myopia. Invest Ophthalmol Vis Sci. 48（8），3524-3532．
6) Ip JM, et al. Role of near work in myopia: findings in a sample of Australian school children. Invest Ophthalmol Vis Sci. 49（7），2903-2910．
7) Zhou ZQ, et al. Disordered Sleep and Myopia Risk among Chinese Children. Plos One. 10（3）．
8) Jee D, Morgan IG, Kim EC. Inverse relationship between sleep duration and myopia. Acta Ophthalmol. 94（3），e204-210．

10 骨そしょう症

1) Cauley JA, Thompson DE, Ensrud KC et al. Risk of mortality following clinical fractures. Osteoporos Int. 11, 556-661．
2) 日本整形外科学会診療ガイドライン委員会編．大腿骨頚部/転子部骨折診療ガイドライン．改訂第2版．東京，南江堂，2011，222p．
3) Maeda K, Takahashi N, Kobayashi Y. Roles of Wnt signals in bone resorption during physiological and pathological states. J Mol Med (Berl). 91．15-23．
4) Macaulay TR, Siamwala JH, Hargens AR et al. Thirty days of spaceflight does not alter murine calvariae structure despite increased Sost expression. Bone Rep. 7．57-62．
5) 厚生労働省．平成24年国民健康・栄養調査報告
6) 厚生労働省．平成14年国民健康・栄養調査報告
7) Specker BL, Valanis B, Hertzberg V, et al. Sunshine exposure and serum 25-hydroxyvitamin D concentrations in exclusively breast-fed infants. J Pediatr. 107．1134-7．
8) 山口（渡辺）彩子，綾部誠也，千葉仁志ほか．若年女性における二重X線吸収法を用いて評価した骨密度と幼児期から青年期までの運動習慣．体力科学．63，305-12．
9) 冨樫健二．思春期女子における高PBM獲得に必要な至適身体活動量、栄養摂取量の検討．Osteoporosis Japan. 22．570-5．
10) Saito M, Marumo K. Collagen cross-links as a determinant of bone quality: a possible

explanation for bone fragility in aging, osteoporosis, and diabetes mellitus. Osteoporos Int. 21. 195-214.
11) Karsenty G, Ferron M. The contribution of bone to whole-organism physiology. Nature. 481. 314-20.
12) Mosialou I, Shikhel S, Liu JM, et al. MC4 R-dependent suppression of appetite by bone-derived lipocalin 2. Nature. 543. 385-90.

11 うつ病

1) 功刀浩. 日本生物学的精神医学会誌. 26（1）, 54-58.
2) 井谷修. MEDICAL REHABILITATION. 203, 1-5.
3) 中山秀紀. 日本臨床. 73（9）, 1559-66.

おとなの病気は、ぼくらが予防！
未来の健康防衛隊
―病気と予防がイラストでわかる

2018年8月15日発行　第1版第1刷Ⓒ

　監　修　　吉澤 穣治
　発行者　　長谷川 素美
　発行所　　株式会社保育社
　　　　　　〒532-0003
　　　　　　大阪市淀川区宮原3-4-30
　　　　　　ニッセイ新大阪ビル16F
　　　　　　TEL 06-6398-5151
　　　　　　FAX 06-6398-5157
　　　　　　https://www.hoikusha.co.jp/
　企画制作　株式会社メディカ出版
　　　　　　TEL 06-6398-5048（編集）
　　　　　　https://www.medica.co.jp/
　編集担当　藤野美香
　装　幀　　くとうてん
　イラスト　都あきこ
　印刷・製本　株式会社シナノパブリッシングプレス

本書の内容を無断で複製・複写・放送・データ配信などをすることは、著作権法上の例外をのぞき、著作権侵害になります。

ISBN978-4-586-08599-6　　Printed and bound in Japan
乱丁・落丁がありましたら、お取り替えいたします。